失語症　訓練帳

言葉が、しゃべれた！！

吉村正夫
看護の科学新社

失語症は、小学校の、〇、×のような物では、行きません。

失語症の症状は、人、それぞれです。
　主に、「話す」、「読む」、「書く」、「聞く」、です。
　　（言葉も、しゃべれない方も、おられます。
　　平仮名も書けない方も、計算も出来ない方も、
　　パソコンも、打てない方も、おられます。　混在することも。）
また、いろんな、タイプもあります。
　　　　　　　　　　　ブローカ失語、ウェルニッケ失語、等。

　　　　世の中には、星の数ほど、症状があります。
　　　　　　人、それぞれです！！

　生きていれば、
　　　可能性に、かけてみて下さい！！

また、当時の私の記憶・記録に従って、書きました。
法律は、順番に変わっていきます。　悪しからず、ご了承下さい。

吉村正夫の脳画像

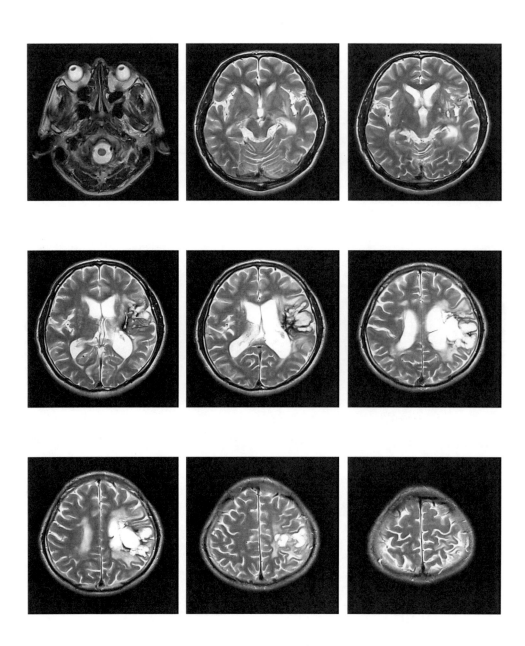

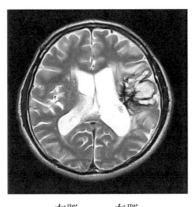 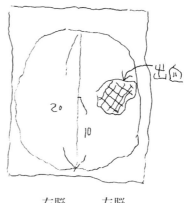

　　　　右脳　　左脳　　　　　　　右脳　　左脳

（前ページの写真は、私の脳を断層撮影したものです。
画像は、反転しているかもしれないが、文章通りで合っています。）

吉村正夫の脳。

　私が、被る帽子は、58cm。円周率、3.14。
　概算　円の直径は、20cm。半径は、10cm。出血範囲は、8cm。

　　　右半身不随
　　　　　（左脳が出血。神経は、交差している。）

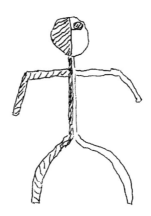

　　　右脚、右手　　　　　　　　　左脚、左手

医師の話によれば、5cm以内ならば、手術可能。
だけど、広がりすぎて、手術は、不可能・・・・・・・・

前書き

失礼します。　吉村正夫、と言います。
　　　　　　　　　　　岐阜県中津川市、在住です。

脳卒中を、患っている者です。　　症状は、主に、以下の通りです。

失語症とは、「言葉が、スラスラとは、しゃべれない、等」、
高次脳機能障害とは、「脳の機能が、著しく障害を受けることにより、
　　　　　　　　　　さまざまな状態を、引き起こすこと」を、指します。
（全国には、約 300 万人の方が、脳卒中で、困っている、という話です。
　　　　約 50 万人の方が、失語症で、困っている、という話です。）

この本は、私が体験した、失語症の中でも、特に、
　　　　　　ブローカ失語の改善記録と、訓練帳です。
（別名：運動性失語　言葉が、スラスラとは、しゃべれない、症状。）

色々な、タイプの失語症があるけれど、素人考えながら、
　　　　基本は、「日本語の改善だ！」と、考えています。

「治して欲しい！！」と言われても、私には、**無理**です。
　すべての方に、通用する方法は、無いです。
　　　けれども、参考になる部分もある、と、思います。

吉村正夫は、ド素人です。
脳卒中の経験者ではありますが、
　　　　　　　医師でも、言語聴覚士でも、ありません。

2007 年 1 月 23 日、倒れました。　脳内出血でした。
　発症当時、46 歳でした。

倒れた時、主治医は、「３日間が、勝負だ！！
　仮に、意識を、取りもどせても、
　　　　一生、寝たきり（植物状態）になるかも知れない・・・」
２週間、ＩＣＵ（集中治療室）で、昏睡状態だったそうです。
　　　　　　　　　　　　　　　　　　　　（母親の手記から）

目が覚めたら、言葉もしゃべれなかったし（失語症）し、
　　文字も書けませんでした、等。　　恐怖でした。
　　　　　　　　　（以下、▌を、読んで下さい。）

吉村正夫の**体験談**を、話します。　　　参考になれば、幸いです。
　　　　　　　　　　　１つでも、いいから、ヒントにして下さい。

すべてという、わけでは、ありません。
私の場合のみです。　　正解は、**無い**と思います。　　ご了承下さい。
　　　　　　　　　　　失語症の症状は、人、それぞれです！！

私は、「私の気持ち・脳卒中の方の気持ちを、分かって欲しい！！」、
　　「困っている方に、読んで欲しい！！」との、気持ちで、書きました。

それに、どうも、
　「脳卒中のことは、よく、分かっていない方が、多い。」と、思います。
「治るでしょう！」？　「治る！」？　　　　それも、書きます。**(IV)**

すぐには、改善しないかもしれませんが、
家族の方は、先生等に、
　　「一つで、いいので、ヒントを、教えて下さい。」、と、聞いたら、
『自分で、しゃべろう！！　家族と一緒に！！
　　　　言葉が不自由の方でも、全失語の方でも！！

　　　何でも、いいから、やってみよう！！
　　　脳は、生きています！！』というのが、
　　　　　　　　　　　　　　　　私の考えです。

あえて、言います。　　諦めず、頑張って下さい！！

　　　　　可能性を信じて！！

　　　　　　　　　　　　　　　　　　　吉村正夫

注Ⅰ：身体障害者手帳、
　　　　精神障害者（高次脳機能障害含む）について

　私の場合、身体障害者手帳：
　　　　「身体障害者等級表による等級」は、１級です。
　でも、言語のことは、何も書かれていません。

（家族が、入院中に、身体障害者手帳を申請してくれたそうですが、
　　　失語症・高次脳機能障害については、
　　　　　　　　　　　　　　　気が付かなかったそうです。
　言語のことは、３級・４級しか、ありませんが、
　　　　　　　　ありますから、活用して下さい！！
　急性期・回復期の病院を、過ぎても、
　　「言葉が、しゃべれない！！」という方は、多い、と思います。
　回復期病院にいる間に、手帳をもらえば、いい、と思います。
　　　　言語治療は、長期にわたるものだと思います。）

　申請する。　手帳が届いたら・交付されたら、
　　　　　　　　即座に次のことを、確認して下さい。
　言語のことが書いていなかったら、医師に向かって、
　「この人は、言葉・言語が、不自由です。
　　　　明記して下さい。」と言えば、いいと思います。

　"身体のことがあるから、いいでしょう。"と
　　　　　　言われても、かたくなに、お願いして下さい。
　（困ったときは、言語聴覚士と、相談して下さい。
　　　　　言語聴覚士には、権限がありません。
　　　　　医師に、権限があります。）
　　念のためにも、書いてもらうと、いい、と思います。

注Ⅱ：入院期間・限度は、おおむね、180日です。
　　でも、脳卒中の場合は、
　　「入院期間」と、「回復期間」は、別物です。
　　　　　　　吉村正夫は、そう、信じています。

注Ⅲ：

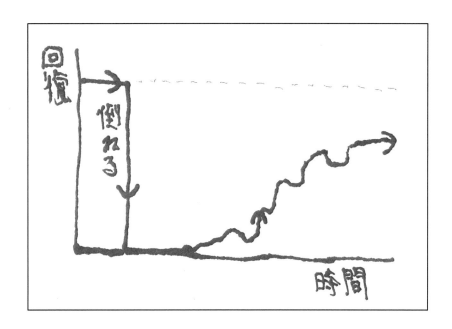

倒れる　→『如何に、努力させるのか？』に、
かかっている、と思います。

　　焦らずに！　焦らずに！！　焦らずに！！

注Ⅳ：

この本では、私が体験した、様子をかいてあります。
　　「可能性を信じて！！」、取り組んでみて下さい。

家族の方は、医師か、言語聴覚士に、
　「このような本を、購入しました。
　　この人に、参考になる部分を、言って下さい。」と
　　　必ず、聞いてみて下さい。　素人では、ダメです。

（私のようなド素人では、ブローカ失語も、
　　　　正確には、分かりませんので、聞いて下さい。）

目次　　「失語症　訓練帳　言葉が、しゃべれた！！」

前書き　　吉村正夫の脳画像　前書き　目次　等　　　・・・　　2

Ⅰ　概略

1章　脳卒中で、倒れた・・・　　　　　　　　　　・・・　12

2章　どうして、私が、文字が、書けるように
　　　また、言葉を、しゃべれるようになったのか？　・・・　15

3章　私家版　　　　　　　　　　　　　　　　　　・・・　16

4章　全国版の本　　　　　　　　　　　　　　　　・・・　18

5章　失語症の訓練帳　　　　　　　　　　　　　　・・・　23

Ⅱ　この本の、中心部分です！！

1章　まずは、言いたい！！　　　　　　　　　　・・・　26

2章　野村先生の言葉、テイラー博士の言葉、他　・・・　29

3章　「発声練習」と、「言葉の練習」は、違う！！　・・・　32

4章　口真似を、やろう！
　　　（と、落書き・単語の模写、等）　　　　　・・・　34

5章　童謡を、歌おう！　　　　　　　　　　　　・・・　40

6章　これでは、ダメだ！！
　　　恥ずかしがらずに、音読を、やろう！　　　・・・　43

7章　ひたすら、文章の模写を、やろう！
　　　助詞など、不要だ！！　　　　　　　　　　・・・　47

8章　「そらが、（×ひ×）はれた。」
　　　突然、閃いた！！　書けた！！！
　　　音読と同時に、文章の模写を、やろう！　　・・・　49

9章　会話練習を、やろう！　　　　　　　　　　・・・　５１

10章　短文の練習を、やろう！　　　　　　　　・・・　５２
　　　（言葉の練習、書くことの練習を、やろう！）

11章　音読から、会話・電話口へと、進もう！　・・・　５５

12章　絵、写真、書、お茶を点てる、等。　　　・・・　５７
　　　　　何でも、いいから、
　　　　　　　自分の好きなことを、やろう！！

13章　手紙を、書こう！　　　　　　　　　　　・・・　６６
　　　（ⅰ）短文の手紙を、書こう！
　　　（ⅱ）思い出話の手紙を、書こう！

14章　日記を、書こう！　付けよう！　　　　　・・・　７０

15章　手記を、書こう！　　　　　　　　　　　・・・　７２
　　　（自費出版がいい！　自費出版でいい！）

16章　「ウナギは、美味い。」　　　　　　　　・・・　７５
　　　（私とＸさんとの、言語練習より！）

17章　もう一度、言いたい！！　　　　　　　　・・・　８０

Ⅲ　読者からの感想文　手紙　　　　　　　　　・・・　８５

Ⅳ　治るのか？　結論は？　　　　　　　　　　・・・　112

可能性を信じて！！

後書き　　　　　　　　　　　　　　　　　　・・・　120

失語症・高次脳機能障害に、ついて。

もう一度、言いたいです。　　吉村正夫は、ド素人です。

私が、何故、失語症・高次脳機能障害が、改善したのか?
　　　　　　　　　　今持って、分かりません。

世の中には、治せる病気は、ほんの少ししか、ありません。

星の数ほど、病気があって、
　　　　　　治せる病気は、ほんの少ししか、ありません。

脳卒中の、症状は、人、それぞれです！！

失語症と言っても、種類は、あります。
　　10 種類、100 種類、10000 種類、・・・・・

高次脳機能障害も、100 種類、10000 種類、・・・・・

　　　　（「失語症」という症状も、
　　　　　　　　　　　別段、名前を付けてあるのみです。）

それを、素人が、
　　　「脳卒中が、治りました！」と、いう意見には、
　　　　　　　　　　　　　　　　　　納得いきません。

でも、可能性は、信じたいです！！

Ⅰ　概略

1章　　　2007年1月23日　脳卒中で、倒れた・・・

2週間、ＩＣＵ（集中治療室）で、昏睡状態だったそうです。

医師が、声を掛けてくる。　「どう？」

　　"！＃＄％＆・・・？？？
　　＠＄＆Ａ、＋＞｝！！！"

言葉が、出ない。　失語症である。
　　　　右半身も、効かない。　文字も、書けない・・・

　　　　　　　　　　恐怖でした。　泣く。　（以下、略）

下呂温泉病院に、転院したが、
　大きな、改善は、見られない。（2007年3月〜2007年8月）

2008年2月　元同僚から、電話がかかって来ました。
　　私は、"うん・・・　あぁ・・・"しか、
　　　　しゃべれませんでした。　悲しかったです。

　　（これでは、ダメだ！！）
　　　　　　　　　　と、言う気になりました！！

約1年半は、言葉も、しゃべれないし、
文字も、書けないし、パソコンも、使えませんでした。

でも、2008年6月ごろ、模写をやっていると、
　　　　　　　　　　　　　　　突然、閃きました。

「それが、（×ひ×）はれた。」という
　　　　　　　　　　　　文字が、自分一人で、書けました。

"よし！　よし！！　万歳！！！"という
　　　　　　　　　　　　　　　気持ちに、なれました。

文字も、まあまあ、書けるようになりましたし、
　　　　　　パソコンの配列も、分かりました。（詳細、略）

2010年1月
　　「本を、書こう！」と、言う気が、起きる。

2010年5月
　　面倒くさく、なってくる・・・・・・
　　　　「歯抜けで、いいや！　自費出版の本を、出そう！」

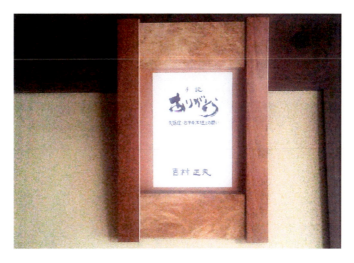

半角文字、有り！　スカスカ！　60ｐ　Ｂ5版。
　　　　　　　　　　間違い、有り！　　以後、絶版。

中日新聞の、記者が、来てくれましたが、
「言葉が、しゃべれるようになったのは、
　　　　　　　　　　そんなに、すごい、ことですか？」
・・・（「失語症」というを、モノを、知らない様子！！）

[注：記者は、相対して、取材を、行ってくれた。
　　　スラスラとは、しゃべれなかった・・・
　　　　　　　　　　　　　　朝日新聞の取材、参照。]

[注：当然、自転車・バイクにも、乗れませんでした。
　　　　　　　　右半身不随の為、傾いてしまう！！]

多くの感想が、寄せられました。（一般の方は、略します。）

野村正成先生の言葉（理学療法士）
「私も、20年余、病院に勤めていた時、
　　　　　　たくさんの脳卒中の方と、出会いました。

人間、生きていく中で、誰もが、なにかしらの、
　　　　　　　　病気をすることは、仕方ありません。

ただ、障害を持っても、それを、受け止め、さらに、上を見て、
“自分の生きた証を、残していこう！”とすることは、大切なことです。

人生をあきらめ、何もやりがいをもたないで、
　　　　　　のんべんだらりとした生活を、送ってみえる人もいます。

こうした人たちの為にも、この本は、
　　　　　　励みにもなり、勇気をも与えてくれます。」

[注：2013年7月　全国版：
　　　「手記　こっちに、おいで・・・」を出しましたが、
　　　　　　半角文字があり、失敗！　絶版　表紙は、略。]

14

2章 どうして、私が、文字が、書けるように、
　　　　　また、言葉を、しゃべれるようになったのか?

分かりません！！　私も、不思議です！！

だから、あなたも、何でも、いいから、
　　　　　　　　　やって欲しいです！！
　　　　　　　　努力して欲しいです！！

私は、2007.9.〜2009.12. ごろは、
　　　　リハビリの先生は、訓練は、20分程度で、終了！！

だから、自分勝手な、性格の、私には、
　　　　　　　　　物足りなかったです！！

「口真似練習」、「模写練習」、
「4点杖を使い、右手のみで、カーテンの開け閉め」等を、
　　　　　　　　　　　　　　　やっていました。

まずは、あなたも、
　　　　何でもいいから、
　　　　　　やってみて欲しいです！！

15

3章　私家版　（2020年4月）

倒れてからでは、もう、遅い！！　予防編
脳卒中は、治りますか？　（表紙は、省略）

私家版（しかばん）：
　　ISBNコードなどを定めず、書店に流通させずに、
　　　狭い範囲で配布することを、目的としたもの。

2018年12月
　国会で、「対策基本法成立
　　　　国などは心臓病や脳卒中の予防対策へ」
　　　　　　　　　　　　　という物が、成立。

知人、各会（日本脳卒中協会、等）に、配りました。
また、各都道府県の福祉課等に、
"『私物』ですが、読んで下さい。
　各都道府県の皆様に、読まれる方法を、
　　考えて下されれば、幸いです。"　として、
　　　　　　　　　　データーと、本を、送りました。

脳卒中の恐ろしさ、知っていますか？
人は、　誰でも、　脳卒中の予備軍です。
　　　　　　　　予防が、大切です。

脳卒中は、ある程度、未然に防ぐことが、出来る病気ですが、
ほうかっておくと、脳卒中は、「普通の暮らし」から、一変、
『国の特定疾病の暮らし（『治らない病気』)』に、
　　　　　なってしまう、恐ろしい、病気です。
　　　　予防し、気を付けて下さい。（本文、終。）

感想文より

教え子より
「伝えたい気持ち、あふれるようで、
　　　　　　何度もくり返し、読みました。

　娘は、医師ではないけれど、
　　　　　表立った仕事でもないけれど、
　　　裏方で、だけど、しっかり、表の人を、
　　　　　　　支える、仕事に、就きたいそうです。

　　　もう一度、読み返しました。」の、
　　　　　　　返事を、いただきました。

また、多くの福祉課等からは、
「吉村様が、発病されてからのご経験を、時系列に、
　　　分かりやすく書かれているとともに、例えば、
　　　"「口真似」のリハビリが、有効"、
　　　"突然、閃いた！
　　　　　思い通りに、平仮名が書けた！"など、
　　　　実体験を踏まえた、示唆に富む内容でした。

　冊子は、本県の循環器病対策、関係団体等へも、
　　　　　高次脳機能障害の担当者のパソコンで、
　　　　　いつでも閲覧できるように
　　　　　　　　対応させていただきます。

本県の循環器病の発症前からの、
　予防対策の充実強化に、努めてまいります。」等の
　　　　　　　返事を、いただきました。

　　　　皆様、ありがとうございました。

4章　全国版の本　　(2021.8.)

脳卒中の症状は、人、それぞれです！！

脳卒中に罹られた方は、

軽度〜中度〜重度も、重要です。

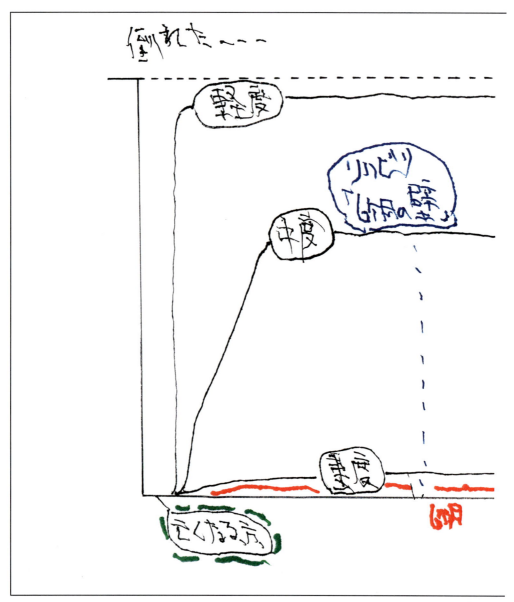

「リハビリは、6カ月の壁」と、言われるが、

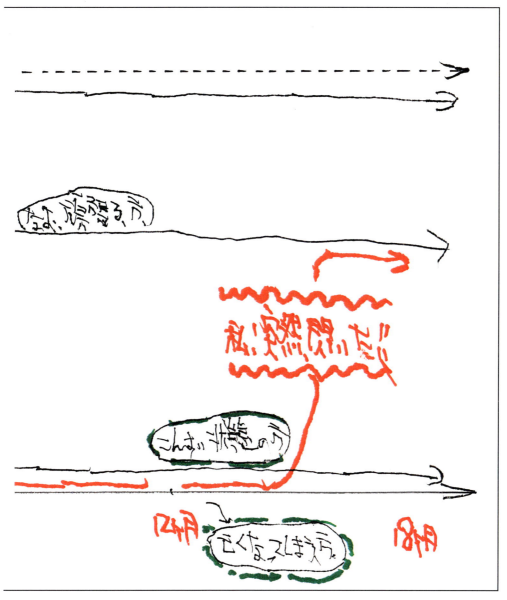

私の経験でも、
　「３年間は、可能性がある！！」と、信じたい！！

レベル 1 ～レベル 10 として、分けると・・・・・・
　　　　　　（私の考えに、よります。　ご了承ください。）

レベル 1 ：極めて、軽度！（例：数十日で、しゃべれた！）

レベル 2 ：軽度（例：3 カ月で、ほぼ、しゃべれた！）

レベル 3 ：

レベル 4 ：中度（例：6 カ月経ったが、単語しか、しゃべれない！）

レベル 5 ：

レベル 6 ：

レベル 7 ：特異な例（例：1 年半で、言葉も、しゃべれた！！
　　　　　　　でも、スラスラとは、しゃべれない・・・
　　　　　　　ほぼ、歩けない・・・
　　　　　　　右肩も、亜脱臼している・・・）

レベル 8 ：極めて、重度（例：言葉は、大丈夫！
　　　　　　　でも、一日中、ボ～～～、と、している。）

レベル 9 ：寝たきりに、生ってしまう方（極めて、重度）
　　　　　　　（例：自分で、排泄も、出来ない、方。）

レベル 10 ：亡くなってしまう、方・・・・・・

脳卒中の症状は、人、それぞれです！！
（私の身体障害者手帳は、1 級です。
　福祉医療費受給者証は、重度です。）

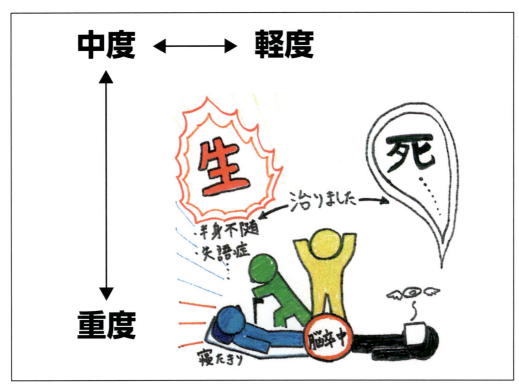

介護職員：山田楓さん、画。

私は、倒れた時、
　　　ＩＣＵ（集中治療室）で、昏睡状態に！！

でも！！

昏睡状態→重度→中度まで、改善しました！！
言葉も、しゃべれるように、また、本も書けました！！

焦らず、粘り強く、あきらめず、
　　　頑張って下さい！！

教え子：Ｈさんからの、メール。

「泣きました・・・
先生の本を見ていると、自分がちっぽけすぎて、
　　　　　　　　　　　　　　　　恥ずかしくなった。
先生が、どんな想いで、どれだけ努力してきたかが、
　　　　　　　　　　　　　　　　すごく伝わった。

私は、脳卒中センターで働いていて、
　　　脳卒中を発症した方と、関わっているけど、
　　その方が、発症する前にどんな生活をしてて、
　　　　どんな方だったかっていうことを、
　　　　考えて関われていたか、というと、・・・・・・、
　　　　　　　　　　　　　　　出来ていないな・・・

失語症の患者さんも、
　　　よく伝わらないことで、つらそうな顔をしている。

高次脳機能障害、半身麻痺、失語症等、
　　　　　　毎日、目の当たりにしているから、
　　先生の復活がどれだけすごいものかは、分かります。

私の病院も、急性期病院なので、まだ、発症して状況が
　　　　よく分からない状態の患者さんが多いから、
　　先生が、下呂温泉病院での記憶が曖昧だった、
　　　　と書いてあったのも、すごくよく分かった。

自分の患者さんに対する、関わりとかも、振り返りました。
　　本当に、読んで良かったです。

先生が体験したことは、私には、計り知れないし、
　　　　自分も脳卒中とかの病気になったら、
　　　　　　あんなに頑張れない、と思います。
　　　　　　　　　　　　　　心に響きました。」

　　　　　　　[注：全国版の本については、24 ページ、参照。]

5章　失語症の訓練帳
　　　　　　「失語症　言葉が、しゃべれた！！」(2022.5.)
　　　　　　　　　　　　（この本の、基になる、本。）

ド素人ながら、失語症の本を、書きました。
（全国で、50万人の方が、
　　　　　　　失語症で、困っているそうです！）

脳卒中の症状は、人、それぞれです！！

朝日新聞の全国版にも、載せてもらいました。
　　　　　　　　　　　　　　　（2023年3月15日　掲載）
記者さんとは、電話口で、2時間弱、しゃべりましたが、
　　　　スラスラとは、しゃべれなかったです・・・

記者さんは、
　　"失語症の人は、初めてです。"と、いうことでした。

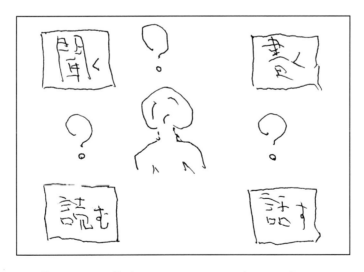

　　　私は、「聞く」、「読む」は、ほぼ、出来ました。
　　　　「書く」、「話す」が、出来ませんでした。
　　　　　よって、このことを、中心に、書きました。

見えない障害：失語症・高次脳機能障害

［注　私の詳細のこと
　　　（入院・施設に入った時のこと、気持ちの揺れ動き、
　　　　　　　　　　体のこと等）が、欲しいと言えば、

「脳卒中　改善！！」 を、購入して下さい。
（これは、「手記　こっちに、おいで・・・」を、半角文字を直して、
　　　　それから、重要な、部分を、付けたしをした物です。）

看護の科学新社 （ホームページ）

https://kangonokagaku.co.jp

次の方法に、従って下さい。

◎：一般の書店では、
　　　　　　カウンターで、注文して下さい。
　　書店では、どこを、見まわしても、
　　　　　　　　　　無いです。　　送料、不要。

○：**「看護の科学新社」** に、注文して下さい。
　　　　　　　　　（TEL：03-6908-9005）

送料：全国一律 200 円。　　商品 5,000 円以上の購入で送料無料。
その他：銀行振込の場合は，振込手数料をご負担ください。
発送時期：ご注文から 2 ～ 3 日以内に発送致します。

△：ネット書店（アマゾン、楽天、等）で、検索。
　　「メーカー取り寄せ」等の、表示があれば、
　　　　あてにせず、「看護の科学新社」に、問い合わせて下さい。］

Ⅱ　この本の、中心部分です！！

1章　まずは、言いたい！！

「失語症すべてが分かる本」という本も、あります。
　でも、『すべて』ということなど、あり得ないです。

たかが、約100ページの本で、すべての治療方法など！！
軽度の方から、重度の方まで、男女、若者〜高齢者、
　　　　また、下記の例まで、人、それぞれです！！

（参考）あるフェイスブックの友達（匿名希望）の、書き込みより。
　　　　　　　　　　　　　　（原稿の許可は、得てあります。）

「（略）一口に「失語症」といっても、その症状は千差万別で、
　　　　　　　　100人いたら、
　　　　　　　　100種類のタイプがある、と言われています。

たとえば「読むこと」をとっても、
　　・漢字は得意だけど、平仮名は苦手な人。
　　・平仮名は読めて、漢字が不得意な人。
　　・声に出して読めない（音読）、
　　　　　　　　　　　　　けれど、理解（読解）は、できる人。
　　・その逆で音読は、できるけれど、
　　　　　　意味が、わかっていない人。　などなど、さまざま。

（中略）　たとえば「聴くこと」だったら、
　　「ゆっくり話してもらえば、理解できます」とか、
　　「話すより、書いてくれたほうが、わかりやすいです」とか。
　たとえば「話すこと」だったら、
　　「まわりくどい言い方（迂言：うげん）をします」とか、
　　「言葉が出ないところは、ジェスチャーで表現します」とか。
　　　　　　　　　　　　　　　　　　　　　　　　（中略）
　失語症になると、まず病院で訓練をし、
　退院してからしばらく、リハビリに通うことが、ほとんどですが、
　　本当に、大変で、長く過ごさなければならないのは、
　　　　　　　　日常生活なんですよね。
　　　　　　　　　　（以下、略。）」　参考　終

また、ある失語症の訓練本によれば、
　　１章から、いきなり、
　　　　　「日記を書きましょう」ということが、
　　　　　　　　　書かれていますが、私には、疑問です。
（文字も、書けない方が、いらっしゃる。　　下記、参照。）

（記録）
2007年1月23日。　倒れた・・・
　　２週間、眠ったままだった（そうです）。

私が気づいて、ある夜中に、起きたとき、
　　看護師の方に、メモを下さい、と、手振り身振りで、お願いする。

　　　"（あっ！！　　字が、浮かんでこない・・・・・・・・・）"
　　　　　　　　　　　　　　　　　　　　［注：高次脳機能障害］

グチャグチャの落書きが、今も取ってある。（コピー）

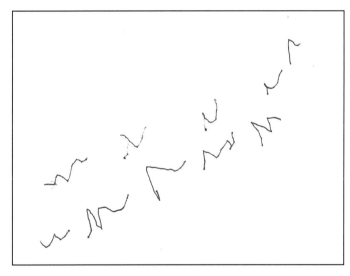

　　　　　　　　　　　　　　　　　　　　　　　　　（記録　終）

私の想像するには、脳卒中にかかった方は、
　　　　　脳の、回路が、混乱している（と、思います）。

そんな、失語症の訓練本など、
　　「症状が、軽く、すんだのみのことだ！」と
　　　　　　　　　　　　　　　　　思います。

27

"（もう、ダメだ・・・）" と、考える前に、
焦らずに、根気よく、改善を、目指して！！

必ず、立ち直る方が、いらっしゃると、
思っています。

ご自身の努力かも、ご家族の努力かも、知れません。

焦らずに、根気よく、改善を、目指して！！
可能性を信じて！！

「すべてが分かる本」とか、失語症の訓練帳など、
専門家の本であるが、『すべて、解説本だ！』、
『実際に、経験していない、本だ！』と、思います。

吉村正夫の本は、ド素人ながら、１例ながら、
実体験・実録の本です。

吉村正夫の人生は、私が決めます。

自慢話では、ありません。　参考にして下さい。（終）

2章　野村正成先生（理学療法士）の言葉
　　テイラー博士
　　（アメリカの世界的な脳科学者）からのメッセージ

野村正成先生の言葉。

"　ニューロン（神経細胞）は、再生、出来ない。
　　　　　　（死滅した脳、やられた脳は、再生不可能。）

　だけれども、１０年位前からは、
　「じゃあ、残った脳は、何をするのか？」、という、
　　　　　　　　　　　疑問が湧いてきた。（定説。）

３年は、可能性がある。

科学と医学の進歩により、
　　まだまだ解明されていないものがたくさんあります。
常に、可能性を信じて取り込んでゆくことが、
　　　　　　　　　　最大の近道であると思います。
　　　　　　　　　　　　　　　　　　　　（中略）

諦めないで、
　　失われた能力をいかに残っている能力で代償し、
　　いずれ訪れる、可能性を信じて、
　　　　　　　　頑張って欲しいと思います。"

また、ある時、野村先生が、私のノートに書かれた言葉。

"脳卒中という病気（後遺症）は、
　　　やる気をなくすことが、最大の要因です。

　　　　家族の方の応援を、お願いします。"

また、ＮＨＫハイビジョンでやっていた、
　　「復活した“脳の力”
　　　テイラー博士からのメッセージ」が、気に入りました。

テイラー博士は、脳科学者だったそうだ。
　　３７歳の時、脳卒中で倒れたそうだ。
　　８年、かかって、復活したそうだ。
　　失語症も、右半身不随も、あったそうだ。

（番組の中でも、あるアメリカの医師が、言っている。
　　“入院すると、６ヶ月～１年の、限りがある。
　　　それを、どう乗りこえるかが、問題だ。
　　　　テイラー博士は、粘り強く、乗りこえた。”）

その中で、テイラー博士が言った、言葉がある。（抜き書き）

　　“脳卒中の方は、生存者であり、犠牲者ではありません。
　　アメリカの医師は、最初の６ヶ月～１年が大事、と、言う。

　　けれども、私は、脳の柔軟性を信じなさい、
　　　　　　　　脳は学習し続けている、と、言いたい。

　　努力を止めれば、もう、成長は終わるでしょう。
　　　では、１０年、２０年間、努力し続ければ、
　　　　　　　　　　　　　　元に戻るでしょうか？

　　それは、分かりません。

でも、努力すれば、生活の質は、
　　　少しずつ向上するでしょう！！”

［注：ここからは、患者さんの容態・状況等によります。
　　　本人のやる気に従って、訓練を進めて下さい。

　　また、大半の病院・施設では、
　　20分程度の訓練しか、やってくれない、と思います。
　　　これは、法律上の制限なので、
　　　　　　　　　　　　しょうがないことです。

　　これも、ご家族の方は、覚えておいて下さい。
　　　ご本人、ご家族の方、頑張ってください。］

3章　「発声練習」と、「言語練習」は、違う！！

（記録）
［2007年1月23日］　倒れた・・・
中津川市民病院に、救急車で、運ばれる。
2週間、眠ったままだったそうです。

医師が、声を掛けてくる。　「どう？」
"（私）：！＃＄％＆・・・？？？
　　　　　＠＄＆Ａ、＋＞Ｂ！！！！！"

　　　言葉が、出ない。　　失語症である。
　　　　　　　　　　（声は、出た。　文字も、書けない。）

その後、2カ月ほど、中津川市民病院に入院しました。
言語聴覚士が、ベッドの脇にいたことは、覚えていますが、
　　　　　　　何の訓練をやっていたかは、覚えていません。
　　　　　　　　　　　　　　　　　　　（記憶が、曖昧です。）
　2カ月ほどして、下呂温泉病院に転院しました。
　　　　　　　　　　　　　　　　　（5章を、参照。）

倒れてから、8カ月ほどして、
　　　　　　　また、中津川市民病院に、1カ月ほど、通院しました。
言語聴覚士が、発声練習を、やらせてくれました。
言語訓練は、・・・　ツマラナイ・・・・・・
　　"あ〜〜、お〜〜〜、
　　　　あ〜〜〜あ〜〜〜あ〜〜〜あ〜〜〜"と、
　　　　　いった感じで、意味がない。（言葉を、喋らない。）

発声練習？　違う！！
　言葉の練習（言語訓練）を、やりたかった！！
（もともと、声は、出た！！！
　よもや、2月に入院したとき、発声訓練をやっていた？
　　　　　　　　　　　　　　落ち込んだ・・・・・・）

＝注意点＝

この言語聴覚士は、私の気が動転し、黙っていると、
　　 “この人（私）は、全失語だ。”と、診断されたのか、
　　　 言葉を喋りたいのに、
　　　　　　　　 “勝手に、発声練習ばかり”、やらせてくれた。

「全失語」と、「気が動転し、黙っている状態」は、
　　　　　　　　　 違うことを、よく、分かって欲しいです。

ご家族の方も、この点を、注意して下さい。
ご家族の方が、そういう場面に遭遇したら、
　　　　　　　 その時は、こう言ってもいいと、思います。

「この人は、気が動転しているのみかも、知れません。
　　　 言葉を、喋りたい、と思います。
　　　 全然、言葉が出ないのでしょうか？」

ご家族の方も、言語聴覚士の言葉・説明を、
　　　　　　　　　　　　 よく、聞いてください。
　（私は、「発声練習と、言語練習は、違う！！」、
　　　　　　　　　　　　　 と思いますが、）
　　　　　 別の説明が、あるかも知れませんから。

それから、「早く治して！！」と言って、
　　　　 家族の方が、性急に、要求することは、
　　　　　　　　　　 止めたほうが、いい、と思います。
脳卒中に罹られている訳ですから、
　　　　　 医師、言語聴覚士、プロに、任せるべきです。

特に、急性期の病院では、
　　　　　 止めたほうが、いい、と思います。（終）

33

4章　口真似を、やろう！（と、落書き・単語の模写）

（記録）
中津川市民病院から、下呂温泉病院に、転院しました。

［2007年4月ごろ］
　　下呂温泉病院の言語聴覚士先生から、
　　　　　　　「手」等の、簡単な字の模写を、指示される。

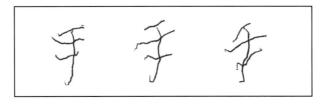

［2007年6月ごろ］
　　下呂温泉病院の言語聴覚士の先生が、
　　　　　　　「口真似」を、教えてくれました。

これは、大変に、有効でした。
　　　何より、気分が、楽になりました。

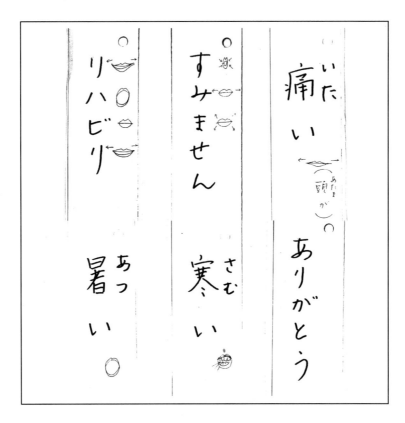

＝訓練　注意点＝

ここからは、私の考えと合わせで、書きます。

私の場合、字も、書けませんでした。
そういう時は、まずは、「落書き」で、いい、
　　　「子供の落書き」で、いい、と、思います。
　　　　　（順次、記憶が、戻って来るかも知れませんから。）

「口真似」⇔「言葉」⇔「絵」⇔「模写」

　（例）
「て（手：家族と一緒に、口真似）」
　　　⇔
「言葉（家族と一緒に、口真似）」
　　　⇔
「絵（パソコン・スマホ等があれば、いいです。）
　イラスト・絵があるほうが、
　　　　　　　　　　イメージしやすい、と思います。
　（「手」という絵も、パソコンから、出てきます。）」
　　　⇔
「（平仮名、または、漢字で、『て』といって、模写する。」

＊ゆっくり、一音ずつ、（大袈裟に、）ゆっくり、喋る。
　　　　　　　　　　　　　（家族の方と、本人が、喋る。）
＊10回ぐらい、繰り返し、喋る。
　　　　　　　　　　　　　（家族の方と、本人が、喋る。）
＊『何で、喋れないの！！』と、
　　　　　　　怒らずに、喋らせる。（10回ぐらい。）
　　　　　　　　　　　　　（家族の方と、本人が、喋る。）
＊『何で、こんな字も書けないの！！』と、
　　　　　　　怒らずに、書かせる。（10回ぐらい。）
　　　　　　　　　　　　　（家族の方と、本人が、書く。）
　チャクチャで、いいから、落書き気分で、書かせる！！

35

私の考え・感覚では、
　口真似が、最も、重要なポイントです！！

　焦らずに、何度でも、やって下さい！！！

家族の方は、
　　「何気なく、言葉がしゃべれている。」と思いますが、
　　　　　失語症の方には、言葉は、とても、苦しい物です。

家族の方でも、一音ずつ区切って、また、ゆっくりと、
　　　　　　　　　　　　口真似を、やってみて下さい。

「"て"の口真似」⇔「"手"の絵」⇔「"手"の模写」

（口真似の絵は、省略です。
　　いちいち、口真似の絵を描く時間が、勿体ないです。

　家族の方が、口真似をすれば、いいです。
　　または、本人と一緒に、手鏡で、やれば、いいです。）

口（「く・ち」と言って、一音ずつ、喋る！）

「ライオン」（「ラ・イ・オ・ン」　上記に同じ。）

「おはよう（お・は・よ・う　上記に同じ。）

　　　以下、同様にして、焦らずに、やって欲しいです。

ただし、本人が、
　　「(苦手だ！！)」という顔をしたら、
　　　　　　　　　　　　　　パスしても、いい、と思います。

そして、出来たら、「褒める！！」ことを、
　　　　　　　　　　　　　　必ずしてあげて、下さい。

(「塗り絵」など、90％、必要ないです！！
　　塗り絵をやれば、
　　　　言葉がしゃべれるように、なりますか？
　　実際、地元の言語聴覚士に、やらされた、訓練です。)

私は、まあまあ、喋れるようになりましたが、
　　相も変わらず、「お久しぶりです。」と言うべきところを、
　　「・・お・ひ・・さ・・し・・ぶ・り・です。」としか、
　　　　　　　　　　　　　　　　　　　　言えません。
　　　　　　恥ずかしくは、無いです！！

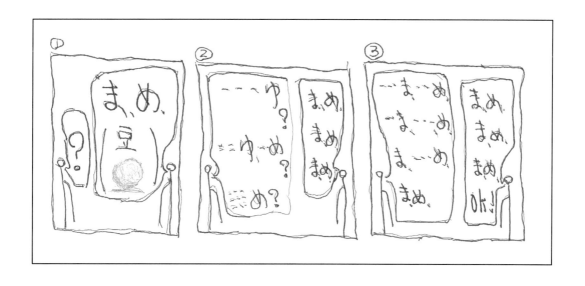

（記録）［2009年6月］　プレゼントに、当たった！
　　　　　　　　ロト6は、毎週200円買って、2007〜2009年、
　　　　　　　　　　　2000円当たる。　割に合わないね！
　　職員：ハズレ番号のみ、買っているんじゃないの？　ヘタだね！！
　　私　：「チェッ！」
　［注：「チェッ！」という単語も、失語症の方にとっては、
　　　　大事な、発話訓練です！！　何気ない、単語も！］　（終）

例えば、（起き抜けに、）「あ〜〜〜ぁ・・・」という
　　　　言葉も、大切です。　「あっ！！」と言う、言葉も！
　　「へ〜〜〜」、「えぇーーー！」、「ギョッ！」、
　　「さぁ・・・」、「（あっかん）べ〜〜〜」とかも！！

仮に、ぎこちなくなっても、いいから、
　　　「ワッハッハー！！」と言って、
　　　　　　笑う、口真似練習をすることも、大切です！！

感情を込めて、怒りを込めて、怒りを爆発させて、
　　「くそ！！」という、怒る、口真似練習をすることも！！
　　　例：「くそ！！（言葉が、出ない！！　クソ！！　畜生！！）」

発声練習・単語練習でも、無い！　　**喜怒哀楽が、大切！！**
　　喜ぶ練習も！　怒る練習も！　哀しむ練習も！　楽しむ練習も！
意味が有る単語では無く、**意味が無い言葉でも、
何でもいいから、しゃべることが、**大切です！！

また、間違ってもいいから、
　　　　自由にしゃべることが、大切です。　何度でも！！

根強く、聞いてあげることも、重要です。
　　（「あの・・・、その・・・、・・・」と言われたら、
　　　　　　やさしい言葉を、使ってあげて下さい！
　　“**大丈夫！！**”　（と言って、うん、うん、と言って、
　　　2分、3分でも、黙って、待ち続ける！　何度でも！）

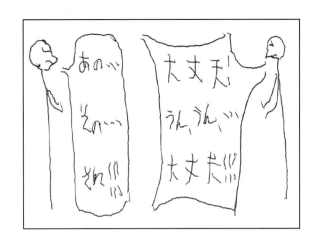

性急に、"これでは、ないですか？"と言うと、
　　ご本人が、『（もう、いい！！）』と言って、
　　　　黙り込んでしまうので、気を付けて下さい。
　　　　ひたすら、我慢することが、大切です！！

「はい」、「いいえ」のみでも、いいかも知れませんが、
　　　自然に出てくる言葉を、大切にしよう！！
　　　　黙らせないことが、重要です！！

ご本人は、喋る！　喋る！！　喋る！！！
ご家族は、焦らずに！　焦らずに！　焦らずに！！
　　　　　　　　　それから、相対して、喋る！！

［注①：行き詰まったら、
ジェスチャー等も、有効だと思います。］

［注②：ご本人と、共感できるまで、粘り強く、やって下さい。
　"本人・家族：もう、ダメだ・・・・・・
　　　　何回、繰り返しても、通じない（出来ない）から、
　　　　　　諦めて、黙り込もう・・・"は、
　　　　　　　絶対に、止めて下さい。
　　　　　　諦めては、ダメです！！］　（終）

5章　童謡を、歌おう！

（記録）
［2007年3月ごろ］
　私は、ベッドの上に寝ていました。

　　　　　"んーんーんんんーんーん、
　　　　　　んーんーんんんーんー、・・・・・・"
　　　　　［注：ほーたーるのひーかーり、
　　　　　　　　まーどーのゆーきー、・・・、
　　　　　　　　　と歌って、いるつもり。］

　　（高校では、もう卒業式かな？）と、思う。

また、下呂温泉病院から、地元に戻ってきた際、施設に入りました。
　が、（2007年10月ごろ）
　　　　　　　　　言語治療室で、いきなり歌を、歌いました。

　"うーさーぎー、おーいーしー、かーのーやーまー、
　　　こーぶーな、つーりーしー、
　　　　　かーのーかーわー、・・・・・・"

（悔しい！！）

　このまま、終わるのかなー、と思ったら、泣けてきた。

［注：歌は、歌えた。（一寸、曖昧な部分が、あった。）
　　けれども、言葉が出ない。　会話が出来ない。
　　　　　　　　　音楽と、言語は、違います。］

＝訓練　注意点＝

失語症の方、および、ご家族の方。　童謡を、歌おう！

　歌謡曲は、歌詞も難しいし、
　　　　　　　　テンポも早いので、難しいです。

童謡ならば、歌える方も、見えるかと思います。
歌詞を歌わなくても、
　　　　メロディーを口ずさむだけでも、いいと思います。

何より、口ずさむ「のみ」でも、
　　　　　　　　　　　気分が、良くなる、と思います。

家族と一緒に、やってみて下さい。
　　　　　　（ゆっくり、歌おう！　自宅で、歌おう！）

失語症で、言葉が、うまく発せ出来なくとも、
　　　　　会話が、上手く喋れなくても、
　　　　　　　　歌は、唄える**場合**が、あります。

パソコン、スマホには、
　　　youtube（ユー・チューブ）という物が、あります。
　　　ご家族の方が、歌っても、いいです。

出来れば、曲の流れが、
　　　　　　　　ゆっくりな、物を、探してください。

曲の例：

　ちょうちょ：
　　"ちょ〜う〜ちょ　ちょ〜う〜ちょ
　　　　　　な〜の〜は〜に　と〜ま〜れ　・・・"

　しゃぼん玉：
　"　しゃ〜ぼんだ〜ま〜　と〜ん〜だ
　　　　　や〜ね〜ま〜で　と〜ん〜だ　・・・"

　（民謡も、いいです。）炭坑節（たんこうぶし）：
　　"つきが〜〜〜　でたで〜た〜〜〜
　　つきが〜〜〜　でた〜〜〜（あ、よいよい！）"

　　　　　　　　（以下、探して下さい。）　　　（終）

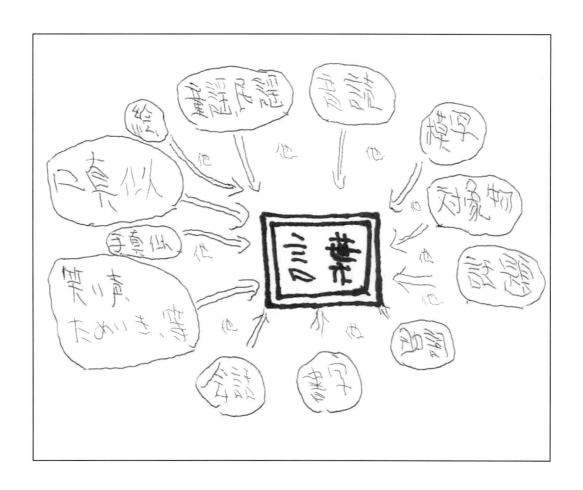

いろいろなことが必要ですが、「完璧」は、求めません。

いい加減で、いいです！！
抜けていても、いいです！！
鷹揚（おうよう）で、いいです！！

6章　これでは、ダメだ！！
　　　　恥ずかしがらずに、音読を、やろう！

（記録）
[2008年2月]　元同僚の、電話に出る。　緊張する。
　　　　　　　　一年ぶりの電話。

"あー、えー、うー、うん、"と、言うしかない。
　　　　悲しい・・・・・
　　　　　　　[注：相手が居ると、身振り等で話せるが、
　　　　　　　　　　　　　電話口では、話せない！]

（これでは、ダメだ！！）

"か、か、か、か、か、・・・（カバが、います。）"と、
　　　　　　言った感じで、音読は、ちっとも、進まない。

利用者さん等の前でも、
　　　　　ひたすら、言葉に出す練習を、繰り返す。

恥ずかしがっては、いられない！！！

=訓練　注意点=

私は、勇気を出して、よく、なりましたが、
　　　失語症の方は、音読や、会話については、
　　　躊躇される方、尻込みされる方が、多い、と思います。

まずは、静かな環境を作って（自宅でいい）、それから、
　　　一緒に、音読をやらせてみては、どうかと思います。

音読の練習材料としては、
　　　まずは、**幼児向けの絵本**から、ご家族と一緒に、
　　　　　　　　　　進めれば、いいと思います。

43

"えぇ〜〜　そんな・・・"と、
　　　言われる方も、いらっしゃる、と思いますが、
　　　　　まずは、試しにやってみて下さい。

いきなり、高校生レベル、30歳の音読・会話は、
　　　　　　　　　　　　難しい、と思います。

幼児のレベルから、始めて、小学生レベルまで、
　　　　順番に、上げていっては、どうでしょうか？
　　欲張っても、すぐに、嫌になってしまう、と思います。

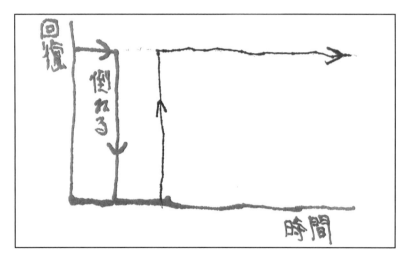

倒れた！！　復活出来た！！（あり得ない、と思います。）

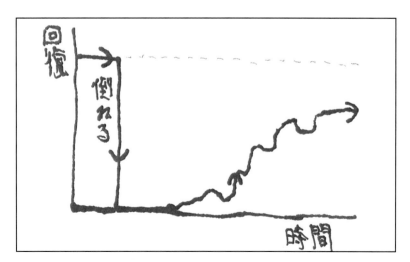

倒れた！！　幼児期→小学生→中学生→・・・

以下、私が、やった練習材料です。
　「小学１年の文章読解　学研版　毎日のドリル」
　　　　　　～
　「小学４年の文章読解　学研版　毎日のドリル」
　（小学校３～４年生レベルぐらいになれば、
　　　　　カタコトレベルに、到達出来る、と思います。）

これは、次の注意、次の章も関係しますが、
　　　　急激に回復する方も、居られるかも知れません。
　なかなか、回復しない方も、居られます。
私には、分かりません。
　　　　諦めず、やり続けて欲しい、と思います。

音読で、読む。　黙読では、ありません。
音読は、「目的語が存在して、初めて成立する物なので、
　　　　　　いい、言語訓練になる」と思います。

また、単語（名詞）ばかりの練習を、やっている方が、
　　　　いらっしゃるけれども、私の考えでは、
　　　　　　「これでは、進歩しない！！」、と思います。
幼児の文章で、いいから、
　　　　　　是非、やらせてあげて欲しいです。

（例）　ネコ、イヌ、ゴリラ、・・・、ミカン、バナナ、
ブドウ、・・・、甘い、辛い、美味しい、不味い、・・・
　→　「これでは、行き詰まってしまう！！」と思います。

『ゴリラが、バナナを、食べていますね！
　　　　美味しいそうですね！』、という具合に、
　　　　　　家族の方が、工夫してあげて下さい。

もう一度、言います。
　「口真似練習」のために、
　　　　　『幼児の絵本』を、取り上げて下さい。

＝注意点の、注意＝

ここからは、「高次脳機能障害」に付いて、書きます。
　（私は、素人ですから、詳しい内容は、分かりません。
　　　　　　　　　　　　　　　　　ご了承ください。）

ご本人に、絵本を読ませても、
　　何ら、反応が無い・・・　　感情の起伏が無い。
　　　　　喜び、可哀そう、嬉しい、怒り、・・・が、無い。

（家族の方が、笑っているのに、
　　　　　　本人のみ、ポカ〜〜〜ンとしている、等。

　あるいは、逆に、常に、怒ってばかりいる、
　　　　　　　　常に、めそめそしてばかりいる、等。）

そういう時は、「高次脳機能障害」かも、知れません。
恥ずかしがらずに、
　　　　　病院・医師にかかったほうが、いい、と思います。

素人が、"ああだ！　こうだ！"と言っている間に、
　　　　　　　　時間が、無駄に、過ぎていってしまいます。
必ず、素人では無く、**医師・言語聴覚士**に、
　　　　　　　　　　　　　　　相談してください。

高次脳機能障害については、「字が書けない」、
　「感情の起伏が無い」、「左右の区別が付かない」、
　「数字の大小の区別が、付かない」等、
　　　　　　　いろいろあるそうです。　詳しくは、医師に。

［注：該当する先生がいない場合は、
　　　　他の病院・他の科にかかっても、いいと思います。
　　　　　　　　　素人では、絶対に、ダメです！！］

　　　　　　　　　　　　　　　　　　　　　　（終）

7章　ひたすら、文章の模写を、やろう！
　　　助詞など、不要だ！

（記録）
［2007年9月　自宅に戻ってきた頃］
　また、模写を始める。（やることが、無い・・・・・・
　　　　　　　　　　　　　　　毎日、約2時間・・・）

　新聞のクイズ等も、応募する。
　　　　　　　（模写をする。　表書きも、模写。
　　　　　　　やることが、無い・・・・・・）

施設に行った際、何時か忘れたけど、
　　本を模写していると、99歳のお爺さんに、
　　　　　「必ず、努力が実るよ！」と、
　　　　　　　　　　　言われて、嬉しかった。

方法論としては、主に、口真似、模写の、
　　　　　　　　　　2点により、私は大きく、進歩した。
　　　　他にも、やることはあります。
　　　　　　　「脳卒中　改善！！」、参照。）

＝訓練　注意点＝

失語症の方は、大半、右半身不随だと、思います。
「私は、右半身不随なので、字も、書けません。」と、
　　　　言われる方も、いらっしゃると思いますが、
　　　　　　　文鎮で、押さえれば、いいことです。

　左手で、字を書く、練習をすれば、いいことです。

文章の見本は？　いっぱいあります。　例えば、

"失語症の方は、大半、右半身不随だと、思います。
「私は、右半身不随なので、字も、書けません。」と、
　　　　言われる方も、いらっしゃると思いますが、
　　　　　文鎮で、押さえれば、いいことです。"という、
　　　　　　　　　　　　　　　　文章でも、OKです。

が、題材は、**新聞のコラム**が、いいと思います。
　毎日、毎日、話題が変わります。　話題が豊富です。
　刺激にも、なります。

模写は、やる気があれば、
　"30分〜1時間位は、するといい。"と思います。
　　　　　　　　　　　　　　集中力も、高まります。
　　　　（「3分で、終わり。」は、早すぎる、と思います。）

模写が、終わったら、
　　　　　　　　模写→音読（家族の方と、一緒に！）。

「し・つ・ご・しょう・の、・・・か・た・は、・・・
　た・い・は・ん、・・・（以下、略。）」

「失語症の、・・・」　←　（少し、『の』を強調！）
「方は、・・・」　　←　（少し、『は』を強調！）
　　・・・・・・・・・・
　　　　　　　　　（すなわち、助詞練習がてらです。）

ただし、"助詞は、苦手だ！"という顔をしたら、
　　　　　　　パスしても、いいと、思います。
　　　　　　　焦らずに、やって下さい。

　　もう一度、言います。

　　　焦らずに！！　大丈夫！！　（終）

8章　「そらが、（×ひ×）はれた。」
　　　　突然、閃いた！！　書けた！！！
　　　音読と同時に、文章の模写を、やろう！

（記録）　［2008年6月］
「そらが、（×ひ×）はれた。」
　　　　　感動！！　よし！　よし！！　万歳！！！

　突然、分かったぞ！！
　　（たまたま、「そらが、（×ひ×）はれた」という、平仮名が、
　　　　　　　模写ではなく、思い通りに、書けた！）

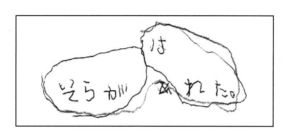

＝訓練　注意点＝

しかし、注意しなければ、いけないことが、あります。

家族の方は、喜ぶ！！
　　「書けたね！　言えたね！！
　　　じゃあ、次に進もう！！」と、言ってしまうと、
　　　　　　台無しになってしまいます！！

『書けた！　言えた！！　万歳！！！』となったら、
　　もう、そこで、ストップ、終了で、いいと、思います。

感激・感動したら、余韻に浸らせることも、重要です！！

家族の方は、ここが、我慢のしどころです！！
脳が、急激に、良くなるかも、活性化するかも、
　　　　　　　　　　　　　　　　知れません！！

49

私の場合の図

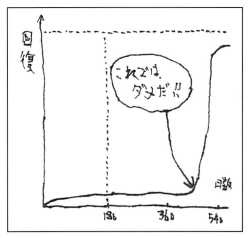

これでは、ダメだ！！
（失語症）

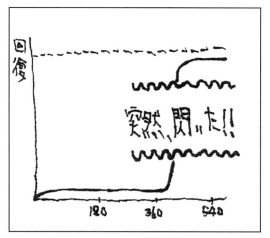

突然、閃いた！！
（高次脳機能障害）

（補）
「パソコンが、使ったことが無い。　嫌いだ！！」と
　　いう方も、いらっしゃると思いますが、参考までに。

[2008年6月]　突然、パソコンの、配列が分かった！
　　　　　　　　　　　　　　　　　　ローマ字変換。

　　"A、I、U、E、O（母音）"、と、
　　"K、S、T、・・・（子音）"との、
　　　　　　組み合わせで、出来る事が分かった！

　また、同僚の先生の、言っている意味が、
　　　　　　　　　　　　　　　やっと、分かった！！
　ローマ字の五十音表！　行列で、あることが分かった！

((以下、略します。
　　　　　　　「脳卒中　改善！！」を、参照。))　　　（終）

9章　会話練習を、やろう！

ここは、人それぞれによって、違います。
（ほとんど喋れない方。　〜　まあまあ、喋れる方。）
　　　　　　　　　　　　　　　一概には、言えません。

例をあげます（ほとんど喋れない方の例）ので、
　　　　　　　　　　　　　　参考にしてください。

×朝食時の光景　悪い例×
　失語症の方と一緒に、朝食を食べるが、
　「いただきます。」も言わない、会話もない、
　ひたすら、黙々と食べる。　終わる。　悪い、例でした。

◎朝食時の光景　良い例◎
　失語症の方と一緒に、朝食を食べるが、
　　　家族一緒にそろって、「いただきます！」と言う。
　　　　　失語症の方も、一緒に、"ああ！！"と言う。
　家族の方が失語症の方に向かって、
　　　　　　「この卵焼き、美味しいね！」と言う。
　　　　　失語症の方も、"ああ！！"と言う。（略）
　家族の方が言う。　「お茶、飲みますか？」
　　失語症の方が言う。　"ああ、（飲む！）"
　　　家族、そろって、「美味しいね〜〜〜」と言う。
　　　　　　失語症の方も、"ああ！！"と言う。
　そして、家族一緒に、「いただきました。」と言う。
　　　　　失語症の方も、"ああ！！"と言う。　終わる。
　　　　　　　　　　　　　　　良い、例でした。

　　一人、ぽつんと取り残される・取り残された、
　　　　　　　　　　　　疎外感は、取り除く！！
　　出来るだけ、喋らせる！　一緒に、言葉を、喋らせる！
　　　会話は、一人では、出来ない物です。
　まずは、簡単なことから、始めてみて下さい。　　（終）

10 章　短文の練習を、やろう！
　　　　　　（言葉の練習、書くことの練習を、やろう！）

失語症の方で、この様な言葉を、言われる方が、みえます。
　　　　　　　　　　　（文章を、書かれる方が、みえます。）

『今日の晴れが、気持ちいいを、友達が会ったので、
　　　　　　　　ご飯は、美味しいと、楽しい。』

無理やり、助詞を、くっつける、方です。

そういう方には、まずは、『短文で、練習しよう！』

　　　　　"今日は、晴れ。
　　　　　　　気持ちいい。
　　　　　　　　友達に、会った。
　　　　　　　　　ご飯を、食べた。
　　　　　　　　　　一緒に、食べた。
　　　　　　　　　　　美味しかった。　楽しかった。"

助詞に、迷ったら、パスで、いい、と思います。

　　　　　"今日、晴れ。
　　　　　　　気持ちいい。
　　　　　　　　友達、会った。
　　　　　　　　　ご飯、食べた。
　　　　　　　　　　一緒、食べた。
　　　　　　　　　　　美味しかった。　楽しかった。"

難しい話は、私には、分かりませんが、
　　　『失語症の方には、**助詞など、不要だ！！**
　　　　　　これで、十分だ！！』と思います。
（失語症の方が、助詞練習で、嫌そうな顔をしたら、
　　　　　止めることも、一つの方法だ、と思います。）

また、奇麗な言葉、美しい言葉ばかりでは、
　　　　　　　　　くたびれてしまう、と思います。

普段使いの言葉でも、"コーヒー、飲む？"と言うでしょう？
「コーヒーは、召し上がりますか？」
　　　　　　　　　　→ "コーヒー、飲む？"、等。
　　　　　　　　　これで、十分かと、思います。

（ただし、「返事等の時間は、かかる。」、と思います。
　　「えっと・・・、あの・・・、コーヒー、コーヒー、
　　　飲まない。違う！！・・・　飲む。飲む！！」）

重箱の隅を突く様な事は、止めたほうが、いい！！
嫌になってしまう！！　言えたら、褒める！！

また、わざと、戸惑わせることは、止める！！

例えば、
　　"『吉村正夫（は、の、を、に、が）、脳』と言ったら、
　　　　　　　　　　　　　正解は、いずれか？"
　　　　クイズをやっている暇は、無いです！！
　　　　　　　普通に、喋ることが、大事！！　大切！！

実際に、地元の施設で、私が、やらされていた、訓練。

（記録）　［2008年12月ごろ］
　　助詞の練習をやる。
　　　　先生：ここに、入る言葉（助詞）は？　ご飯｛　｝、食べる。
　　　　　　（だが、私は、助詞が、入っていないので、サッパリ！！

　　　ラジオ＋｛と｝、　聞く・・・？？？
　　　テレビ＋｛に｝、　見る・・・？？？
　　　お母さん＋｛へ｝、海＋｛と｝、　行く・・・？？？？？）
　　　　　　　　　　　　　　　　　　　　　　　（記録　終）

私は、このような訓練は、意味が無い、と思います。

「見本を示せば、十分だ！」、と思います。
　　　　家族の方：「ご飯を、食べる。」
　　　　　　→ご本人：“ご飯・・・を、食べる。”

模写（ご飯を、食べる。←正解は、模写の中にある！）、
音読（ご飯を、食べる。←正解は、ここにも、ある！）等。

もう一度、書きます。　短文で、いいです！！
出来るだけ、節を、短くして、言おう！　書こう！
（書く時は、羅列ではなく、
　　　　一行ずつ、ずらして書くことを、お勧めします。
　　　　そして、音読！　助詞の練習にも、なります！）
　　　　　　　その、繰り返しです！！

　　　　“今日は、晴れ。
　　　　気持ちいい。
　　　　　　電話が、来た。
　　　　　　友達から、来た。
　　　　　　　友達に、会った。
　　　　　　二人で、歩いた。
　　　　　　　ご飯を、食べた。
　　　　　　一緒に、食べた。
　　　　　　　コーヒーも、飲んだ。
　　　　　　美味しかった。　楽しかった。”

さあ、練習しましょう！
まずは、ご家族の方が、
　　　　短文に、区切ってから、始めてみて下さい。
また、「言う！　書く！」の、繰り返しです！！

　　　（「の、」、「ので、」等は、おいおいで、いいです！）
　　　　　　　　　　　　　　　　　　　　　　（終）

11章　音読から、会話・電話口へと、進もう！

（記録）
［2008 年 2 月 ］
　元同僚の、電話に出る。　緊張する。
　一年ぶりの電話。
　　　"あー、えー、うー、うん　、"と、言うしかない。
　　　　悲しい・・・・・
　　　　　　　［ 注：相手が居ると、身振り等で話せるが、
　　　　　　　　　　　　　　　　　　電話口では、話せない！ ］

（これでは、ダメだ！！）

　　　　　　　　　　（以前にも、出してありますので、略します。）

［2008 年 3 月 ］
　バレー部のみんなが、
　　　"先生！　卒業の記念で、ＯＢ戦をやりたい！"と、
　　　　　　　　　　　　　　　　　　　言ってくる。

　勇気を、出して、行ってみる。　整列！

けれども、"言葉が出ない。"、
　　　　"頑張って！"と、言うのが、精一杯。

［2008 年 4 月 ］
　教え子のＴさんから、お見舞いの電話が来る。

「いいよ、いいよ」と、繰り返して、繰り返して、
　　　　　　　　私からの電話を繋ぐ。　嬉しかった。

55

＝訓練　注意点＝

家族との会話
　　　　　→　　近所の方等との会話
　　　　　　　　　　　→　　電話口での会話

電話口で、喋ることは、
　　とても、とても、とても、勇気が、必要です。
　　　　怖くて、口も、開けないです！！

その時は、まずは、家族の方が、
　　"今から、私が、電話するよ。
　　　「うん、うん、うん。」で、いいから、答えてね。

　　じゃあ、今から、電話するよ！
　　　（と、言って、携帯電話等で、話す。
　　　出来れば、部屋ではなく、近所から、話す。）"

そして、出来たら、褒めてあげて下さい！！

さあ、やってみて下さい。

　　　　単語・短文で、言おう！
　　　　単語・短文で、会話や、電話口で、喋ろう！！

　　　　　　　　　　　　　　　　　（終）

12章　絵、写真、書、お茶を点てる、等。
　　　　　　　　何でも、いいから、
　　　　　　　　　　　　自分の好きなことを、やろう！！

（記録）
　「それが、（×ひ×）はれた。」という、一文で、
　　　　　　　　　　　　余裕が、出来ました！！
　この頃から、絵、写真、手紙（後述）等にも、
　　　　　　　　　左手一本で、取り組みました！！
　　（絵・写真は、後日、描いた（撮った）物もあります。　終）

落書き　　　**白紙に、描く！！**（Ａ４用紙等が、いい！）
　　　　　　　　　塗り絵では、無いです！！

ふざけた絵
（ペン画）

　職員さん：えぇ〜〜〜！！
　　　　　　私の顔？？？
　　　　　　嫌だ！！！

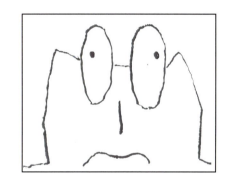

半身不随の絵
（筆ペン）

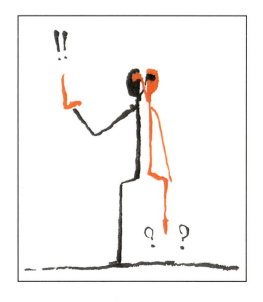

（脳は、交差している。）

57

落書き 鉛筆画
　　　（鉛筆、赤色鉛筆。）　Ａ４版

　私　　　：ほら！　見て！！
　職員さん：・・・　？？？
　　　　　　全然、分からない・・・

　私　　　：（空を、見上げる、）
　　　　　　　　　　　　少年！！

［注：白紙に、描く！！
　　　　大きな絵を、描く！！］

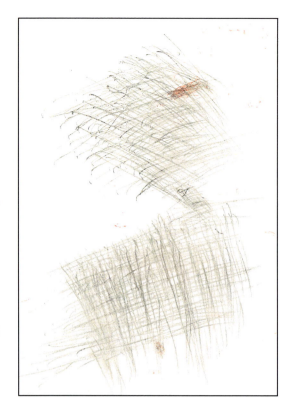

貼り絵
　「(膝が、) 痛い！！」　Ａ４版。

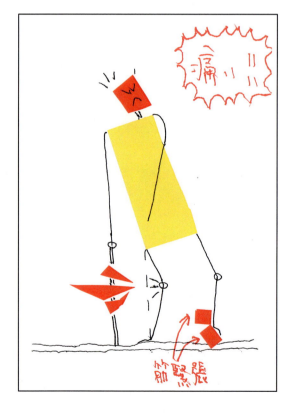

人　（筆ペン）

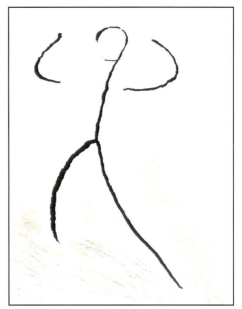

花　（色鉛筆　線描風）

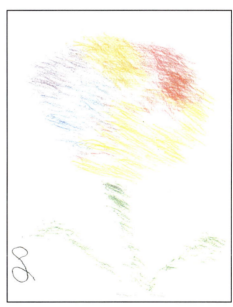

吉村正夫の自画像（ペン画）

皆で、声を揃えて、言おう！

「おお！　芸術だ！！」

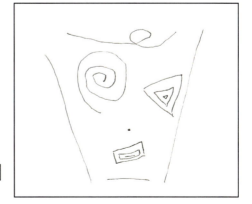

マスク
（ペン画）

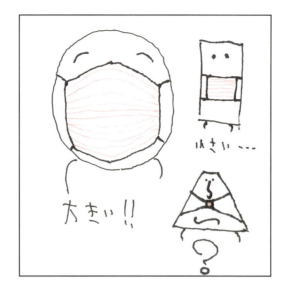

ライアー（竪琴　　音は、ネットで、検索して下さい。）

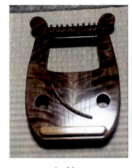
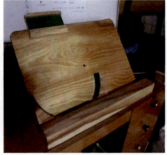
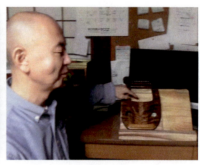

本体　　　　　　　台　　　　　　歌う！　弾く！
　　　　　　　　　　　　　　　　鼻歌でも、いいから！

私が購入した物は、9弦の物。　　定価：60,000円。
　　「片手でしか、弾けないです。」と言えば、工夫してくれます。
台の価格も含めて、80,000強。
（楽器工房　「てるる詩の木工房」　TEL：098-974-1780
　　　　〒904-2232　沖縄県うるま市川田416-1　髙良輝幸）

ライアーも、ネットで探せば、安い物も、あります。
　　でも、「安物買いの、銭失い」には、ならないように！！

「失語症の本」も、同じこと。　　何を、言いたいのか？
この本の目的は、しゃべること・書くことです！！
　　また、何でも、いいから、やってみよう！！

ナシ
（クレヨン）

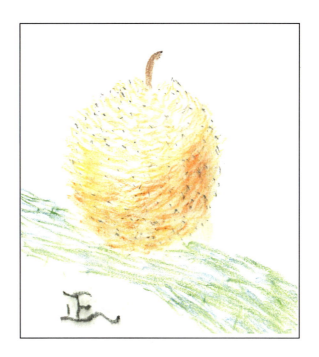

無題（筆ペン、マジック）

　　職員さん：亀だ！
　　私　　　：違う！！　無題！

［注：失語症なので、乱暴な、
　　　　言葉遣いでも、我慢！！
　「乱暴な、言葉遣いだね！」と言って、
　　　　叱っては、ダメです！！
　　　　　　　萎縮してしまう。
　「うん！　うん！」と言って、褒める。
　　そのうち、改善することに、期待！！］

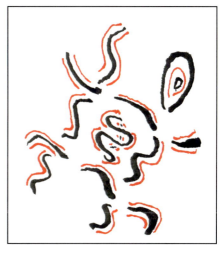

　　「描けた！！」という、一言でいいから、しゃべって下さい！

"絵でも字でも、うまくかこうなんて、とんでもないことだ。"
　　　（熊谷守一：「画壇の仙人」と呼ばれた、日本の画家。）

言葉も、同じことです！　特に、助詞！！　助詞など、不要だ！
「うまくしゃべろう」なんて、とんでもないことだ！！

61

縁側から。

　朝焼け　霧

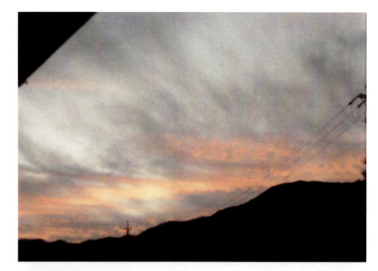

縁側から。

　夜が、明ける！

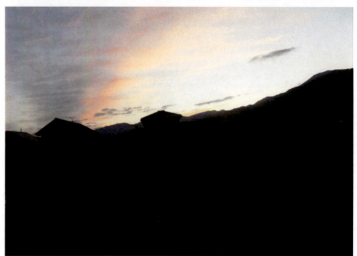

散歩の時。

　夕焼け

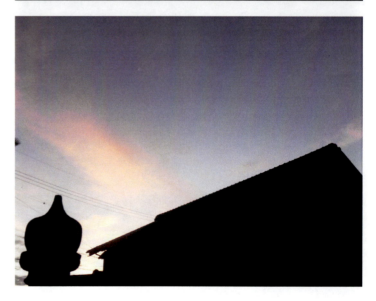

施設の送迎車を待つ時。

　　カマキリ

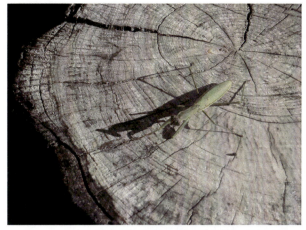

施設の送迎車から。

　　うろこ雲

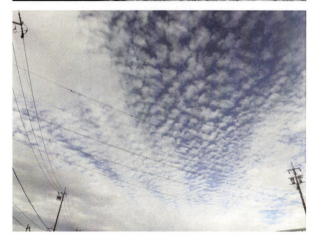

　　若い、職員さん。　：「うろこ雲か・・・　恋を、しようかな・・・」
　　私　　　　　　　："それは、いいことだ！"

「撮れた！」という、一言でいいから、しゃべって下さい！
片手でも、撮れます！　私が使っているカメラは、２万円弱の安物。
　　記録として、撮ってみて下さい。

何でもかんでも、描こう！　書こう！　撮ろう！！
　　落書き・絵等は、便利！（白紙に、かく！）　デジカメも、便利！

落書き・カメラであれば、
　　　　　　　失語症の方でも、作品集も、出来ます！！
　（言葉が不自由でも、文字が書けなくても、出来ます！！）
　　　　　　　　　　　　　　　　　　　　　　　　　（終）

63

［注］　小さな子供の、落書きが、いい！！　参考になる！！

①：2007年5月ごろ。　（下呂温泉病院の、入院していたころ。）

　（「手記　こっちに、おいで・・・」の、装画を描いてくれた方）
　　田口昌宏さんの、息子さんが、落書きを、書く！！
　　　　　　　　　　　　　　　　　　　　当時、3歳ごろ。

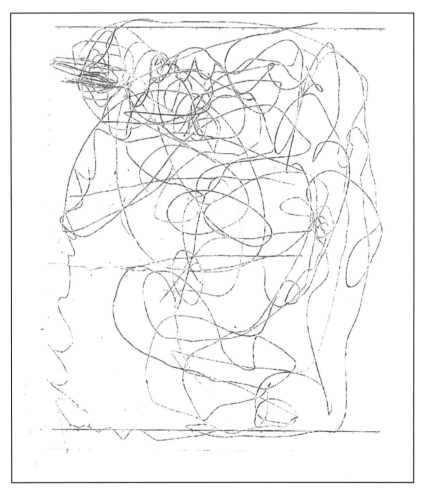

　　　お母さん：あっ！！　（と、言って、息子さんを、止める！！）

［注：（ベッドの中で、私は、思った。
　　　言語聴覚士の先生の言ったこと（模写）も、あるが、
　　　　　　　　　　　　こんな、テも、あるのか！
（落書き　空を見上げる少年）、（無題　亀）、等。　参照。）］

②：Kさんの、息子さんからの、手紙。（2007年9月ごろ）

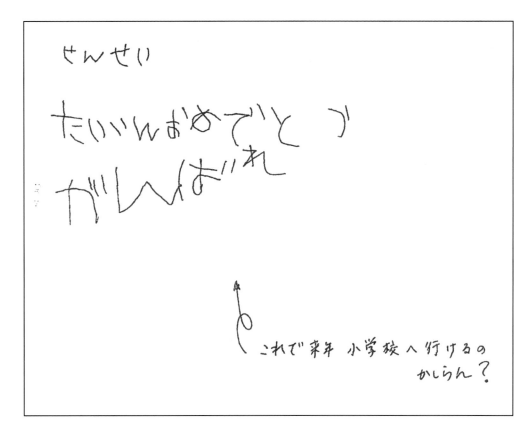

もう一度、言います。

「何で、こんなことが、出来ないの！！」では、無く、
　　　　　　　　　　　　　　　　「完璧」は、求めません。

　　いい加減で、いいです！！
　　抜けていても、いいです！！
　　鷹揚（おうよう）で、いいです！！

失語症の方、家族の方。
　記憶に残っている、断片でも、いいから、
　　　　　　　　　　　　　大丈夫！　大丈夫！！
　　　　　　　　（続きは、Ⅱ、Ⅲを、読んで下さい。）

13 章　手紙を、書こう！
　　（ⅰ）短文の手紙を、書こう！
　　（ⅱ）思い出話の手紙を、書こう！

（記録　（ⅰ）短文の手紙）

［2008 年 9 月］　初めて、手紙をワープロで書く。
　約 30 枚程度。　時間が、かかる。（高次脳機能障害）
　表書きは、模写した。
　　［注：倒れてから、初めて、いろんな方に、発信できた手紙。
　　　　　しかも、複数の人に！
　　　　　　　やっと、通信の手段が、出来るようになった。］

秋晴れです
おひさしぶりです
先日は、色々とありがとうございました
私は、ワープロが少し、打てて、喜んでいます
まだまだ時間がかかりますが、頑張っていきます
短い文章ですみません

　　　　　　吉　村　　正　夫

［注：ワープロ：×
　　→パソコン：○］

後日、教え子のＫさんから、手紙が来る。
　　　　　　　　　　（返事が来ることは、嬉しいことです！）

うれしい
ハガキ が 届いて 本当に びっくりして
います。　ワープロ が 打てるようになる
までにも すごく 努力 されたんですよね。
私などには 想像できないくらい 大変
だと 思います。

また、"食事会に行きましょう。"という意味の、手紙を書く。

（これは、下書きです。下書きを書くのに、30分。
　それを、パソコンに置き換えて、30分。　　（パソコン文書は、略。））

おひさし
　　　ぶり　です
おひさしぶりです

写真ができたのでおくります
わたくしは、
　　　　写真
　　　うつりがすこしぼけてて、よう
　　　　　　　　　　　　　　　　よろこんで
　　　　　います
まだまだ、じかんがかかりますが
　　　がんば
　　　がんばっていきます
また、こんど　しょくじにいきましょう

［注：どうですか？　私は、満足しています！！

　　これを、失書という。　高次脳機能障害。
　　　　　　　　　　私の場合、特に、平仮名が書けない！］

67

＝訓練　注意点＝

ここは、
　　　　"１０章　短文の練習をやろう！（書くことの練習）"と
　　　　　　　　　　　　　　　　　　　　　　　同じことです。

覚えていますか？
　　　　　　　　短文で、いいです！！　模写で、いいです！！

　＃：元気！！
　＃：元気です！！
　＃：大丈夫です！！
　＃：言葉、不自由。　でも、元気！！　・・・・・・等

時候の挨拶、かしこまった手紙など、必要ないです！！
　　　（相手から、自然と、返事が、返って来ます！）

さあ、書いて（描いて）みて下さい。
　　（家族・ペットと一緒に、写真を撮っても、いいです。）

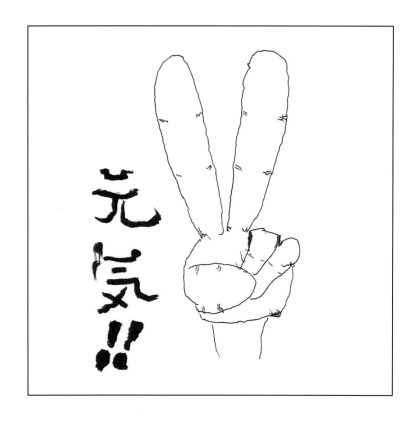

（記録　（ⅱ）思い出の手紙）

[2009年3月]　教え子ＡＫさんへの、手紙。

> 稲の話は、覚えていますか？
>
> もう、１５年ぐらい前かな？　（初夏のころ）
>
> 食事に行った帰りのこと。
> "すくすく、育っていく、稲を見ていると、
> 　　　　　　私も頑張らなきゃ！"と、言った事がある。
>
> 印象的だった。

折り返し、手紙が来る。（一部分、紹介します。）

> 稲の話も、ついこの前　先生と話していたよう
> な、タイムスリップした気持ちになりました。
> でも先生、よく覚えていてくださったなァと、
> びっくりしました。

＝訓練　注意点＝

ここは、人、それぞれに、違いますので、お願いします。

ただし、ちょっと、覚えていて下さい。
私の考えでは、「長期な記憶と、短期な記憶がある。」
　　　　　　　　　　　　　　　　　　　　　と思います。

　　私の場合、長期な記憶は、稲の話など。
　　　　　　　短期な記憶は、平仮名、カタカナ、
　　　　　　　　　　　　　漢字等、すぐに忘れてしまう。

脳の力の、不思議さかも、知れません。　（終）

14章　日記を、書こう！　付けよう！

（記録）
2008年12月ごろから、日記を、付け始めました。
　　　（私の場合、パソコンですが、自筆で十分です。）

例：

　　　△日　　4:00　起床　　音読　　散歩　　朝食
　　　　　　　9:00　施設に行く　　リハビリ
　　　　　　　　　　風呂
　　　　　　12:00　昼食　　　そば　いなりずし
　　　　　　13:00　模写　　散歩　　運動
　　　　　　16:00　帰宅

　　　○日　　9:00　施設に行く
　　　　　　13:00　元同僚の先生が、会いに来てくれる
　　　　　　　　　　　　　　　　　　　　　　　嬉しい！！

　　　　　　　　　　喫茶店で、コーヒーを、飲む
　　　　　　　　　　昔話で、盛り上がる！

　　　◇日　18:00　元同僚と、飲みに行く
　　　　　　　　　　「ふ～～～ん・・・・・
　　　　　　　　　　吉村さんは、段差は歩けないが、
　　　　　　　　　　　　平地は歩けるんだ！」と、言う。

　　　◎日　今日、栗きんとんを、食べた！
　　　　　　　　　　　　　　　美味しかった！！
　　　　　　　　栗きんとんは、中津川の名物！！　銘菓！！

何でもいいから、書こう！　日記に、付けよう！
（文章無しの、）絵日記でも、いいです！！

＝注意点＝
　いわゆる、記憶練習です。
　　　　１０章も、短期記憶練習ですし、
　　　　１３章の思い出の手紙も、記憶練習です。

もう一度、言います。

まずは、「落書きで、いい。」、「落書きが、いい。」、と思います。

　脳卒中に、かかられた方は、字も、怖くて、書けません！！
　また、怖くて、声も、出せません！！

だから、私が、上手く、いった方法は、
　　口真似、落書き、単語の模写、文章の模写、
　　「これでは、ダメだ！！」、
　　それから、整理整頓して、手紙、「日記」でした。

（口も開かず、言葉の練習もせず、
　　いきなり、「日記を書きましょう。」は、
　　　　　　　　　　　　　　信じられないです！！
　「「軽く、すんだ。」のみの、ことだ！」と思います。）

（私の書く字は、すべて、左手による、模写です。
　　そして、口真似・音読。　発病から、１年弱〜１年強、
　　　経った頃。　中日新聞の「中日春秋」の一節。）

焦らずに！　焦らずに！！　焦らずに！！！（終）

15章　手記を、書こう！
　　　（自費出版がいい！　自費出版でいい！）

（記録）
倒れてから、約２年が、経ちました。
幸いなことに、パソコンも、打てるようになりました。
私は、「本を書こう！　私の気持ちを、書こう！」と
　　　　　　いう気持ちになり、まずは、
　　　　　　　　　　自費出版の本を、出すことに決めました。
　　（2009年６月ごろ、発行。
　　　　　　　　　　詳細は、**「脳卒中　改善！！」**、参照。）

＝注意点＝

自費出版が、いいです！　自費出版で、いいです！
　　地元の印刷屋さん等で、やってもらえば、いいです。

退院した後、落ち着いたら、自費出版でいいので、
　　　　　　　　　　「体験談を書こう！」を、勧めます。
　　倒れた時からの様子、入院中の様子、
　　　　　　退院後の生活の様子、気持ちの変化、・・・・・

または、家族と一緒に、書くことを、勧めます。
家族の方と一緒に、「お世話になりました。」という、
　　　　お礼の文章も入れて、数ページ程度で、十分です。

私の母親も、20ページ弱で、書いた物があります。
［注：この本の、５ページの冒頭部分
　　　　　（医師が、言った。　３日間が、勝負だ！！）は、
　　　　　　　　　　　　母親の物から、取りました。］

親戚、近所の方等、多少、多めに作っておけば、十分です。
自由に書いて、近況報告・自分の保存用で、十分です。
　　　　　　　　　　かしこまらないで、書こう！

　　　　　　　　　　　　　　　　　　　　（終）

＝この本の最大の、ポイント！！＝

さて、
　1年半で（「言葉が、しゃべれた！！」、
　　　　　　「平仮名が、書けた！」）、
　2年半で（「自費出版の本が書けた！」）等という時間は、
　　　　　　「早い」のか、「遅い」のかは、分かりません。

諦めず、諦めず、諦めず、諦めず、・・・
　　　　　　　　　　　　　　　　やり続けて欲しいです。

遅々として、進まない・・・・・・
でも、やらなくなってしまったら、
　　　　　　　"機能が低下する。"と、言われています。

"（もう、ダメかも知れない・・・）"と思ったら、
　　　『あやふやで、インチキでも、誤魔化しでも、
　　　　　　　　　　　　　　　　いいから、進め！！
　　　平仮名練習、短文練習、会話練習等、
　　　　どうでも、いいや！！　進め！！』、
　　　　　という気持ちになって、
　　　　　　　息長く、諦めず、やり続けて下さい。

（私は、そういうふうにして、乗り切ってきました。
　　　　　　　　　　　　　　（２００９年１０月ごろ～）
　元教員の言う言葉では、ありませんが、
　　　　　奇麗ごとなど、言っている暇は、無かったです。
　　　　私の人生が、かかっていました！！

1カ月足らずで、
　"もう、ダメだ・・・"ということは、話が、早すぎます！！

3年、5年、10年経っても、
　　　　改善し続けている方は、いらっしゃるそうです。）

73

［注：気を付けて欲しいことは、
　　　　医師、博士、**素人**等が、講演会等をやる。
　　　　　それに、つられて、右往左往することです。

　　自慢話に、振り回される事無く、
　　　　　　　　ご自身で、頑張ることが、大切です。

　　（特に、**素人**の講演会！！（テレビ等も！！）
　　　　自慢話になっていないか、どうかを、
　　　　　　　　　　　　確認してください！！

　　また、博士、リハビリの先生も、同様にして、
　　　　　　　　　自慢話になっていないか、どうか？
　　　　博士等でも、診断の権限が、ありません。
　　　　診断の権限は、医師しか、ありません。）

　「講演会等を聴くな！」とは、言ってはいませんが、
　　　　『何を、言いたいのか？』を、見極めて下さい。
　　　私の本も、"参考になれば。"という、程度です。］

もう一度、言います。
　　失語症の症状は、人、それぞれです！！

ご本人、ご家族の、頑張りに、
　　　　　　　　　期待しています。

　　　　　　　　　　　　　　　　　　　（終）

16章　「ウナギは、美味い。」
　　　　　　　　（私とＸさんとの、言語練習より！）

（記録　訓練　注意点）
　私は、2010年7月で、教員を退職しました。

　また、言語訓練の施設も、2011年2月で、止めました。
　施設に通っていても、全然、すらすらとは、
　　　　　　　　　　　　　　　喋れないので、止めました。
　笑われても、別段、恥ずかしくも、
　　　　　　　　　　　　　何でもありませんから、止めました。

数年後、ある場所で、ある失語症の方と、出会いました。
　　（仮名：Ｘさん。　当時、６０歳弱、と思われます。）
その方とは、馬が合い（気が合い）、
　　　　　　　　　二人で、失語症の練習を、やりました。
（Ｘさんは、ほぼ、口も、効けない状態でした。
　　発症から、５～６年は、経っておられた様子でした。）

口真似、絵、模写、時計の見方・数の数え方、
　　一緒に童謡を歌う、簡単な言葉の練習、
　　　　簡単な手紙の練習、・・・を、一緒に、やりました。

言葉も、字も、計算も不自由な、Ｘさんに、
　　"Ｘさん、模写をしましょう。"と、誘ったら、
　　　　　黙々と、描き上げてくれました（鉛筆画）。

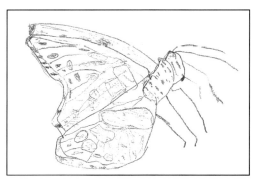

「上手だね！」と言ったら、Ｘさんが、微笑みました。
　（連絡が、付きませんでした。　許可なしで、載せました。
　　　　　　　　　　　　　　　　責任は、私にあります。）

75

簡単な言葉の練習。（および、訓練、注意点。）

（例）：　　　　　像が、鳴く。
　　　　　　　　　　↓
（一歩進んで、）像が、パオ〜〜〜ン、と、鳴く。

動物の鳴き声を、基本にすれば、色々、出てくると思います。

猫、犬、鼠、羊、熊、ライオン、トラ、鳥、・・・
　　　　（絵は、パソコンか、スマホを使えば、出てきます。）

猫が、鳴く。　→　猫が、にゃ〜〜〜、と、鳴く。
犬が、鳴く。　→　犬が、わんわん、と、鳴く。
羊が、鳴く。　→　鳥が、（「さて、何と、鳴く？」と、
　　　　　　　　　　　　　　　　　　　本人に、聞く。
　　　　　　　　まあまあの鳴き声だったら、
　　　　　　　　　「それで、いいよ！」と、褒める！）
鼠が、鳴く。　→　鼠が、（「さて、何と、鳴く？」と、
　　　　　　　　　　　　　　　　　　　本人に、聞く。
　　　　　　　　全然、違う鳴き声だったら、
　　　　　　　　　「もう少し、考えてね！」と言う。）
　　　　　　　　・・・・・・・・・　　（以下、略。）

そして、模写（像が、パオ〜〜〜ン、と、鳴く。）を、
　　　　　　　　　　　　　　　　　やりました。

簡単な計算の練習（および、訓練、注意点。）
　　Ｘさんは、「（算数は、）嫌いだ！！」と言ったが、
　　　　"まあ、そんなこと、言わずに！"と、誘いました。

1＋1＝　　　　　　　　1＋1＝
1＋2＝　　　　　　　　2＋1＝
1＋3＝　　　　　　　　3＋1＝
・・・・・・　　　　　　・・・・・・

"ほら！！　出来たじゃないの！"　Ｘさんは、照れました。

［注：引き算、割り算などやらせると、混乱してしまう！！
　　　　　　　　　　　　　　　　足し算で、十分！！

　　また、家族の方が、やる時は、
　　　　３９＋５２＝とは、（３０＋９）＋（５０＋２）
　　　　　　　　　　　　　　＝３０＋５０＋（９＋２）
　　　　　　　　　　　　　　＝８０＋（１０＋１）
　　　　　　　　　　　　　　＝８０＋１０＋１
　　　　　　　　　　　　　　＝９０＋１
　　　　　　　　　　　　　　＝９１
　　と、いう具合にして、必ず、
　　　　　　　　説明出来るようにして、やって下さい。

　　ドリルのような、問題集では、
　　　　　　　解説部分が、抜けていますので、
　　　　　　　　　　　　　　　　注意してください。

　　いい加減な説明では、ダメです。
　　（失語症の方・ご本人が、困ります。
　　　ご家族の方も、いい、勉強の機会と思って、
　　　　　　　　　　　　　工夫してみて下さい。）］

ある日、Ｘさんと、一緒にテレビを見ていたら
　　　　（昼時、ウナギを、調理する番組）、
　　　　　　　突然、Ｘさんが、自然と、言いました。

Ｘさん：ウナギは、美味い。
　私　：おお〜〜〜　喋れたね！！
　　　　　　　　　　　　　　（助詞も、バッチリでした！）
Ｘさん：あれ？　あれ？？　あれ〜〜〜？？？

（Ｘさんとの、言語練習は、週１回。
　時間にして、１時間程度。　半年強で、終了しました。）

＝ポイント！＝

失語症とは、不思議な物です。

私の考えでは、
　　　脳に、様々な、刺激を与え続けなければ、いけない、
　　　また、常に、刺激を与え続けなければ、いけない、
　　　　　　　　　　　　　　　　　　　　　　思います。

一日中、テレビの前で、ぼ～～～としているのは、いけない。
常に、一定の訓練ばかりでは、いけない、
　　　　　　　言葉の練習のみでは、いけない、と思います。
　　（童謡を歌う、模写をする、絵を描く、音読をやる、
　　　会話（仮に、言葉が出なくても、
　　　　　　　　　"うん、うん、・・・"と言って、
　　　　　　　　　　　　　　　　家族の中で過ごす。）、
　　　　　　　簡単な計算をやる、記憶練習をやる、・・・）

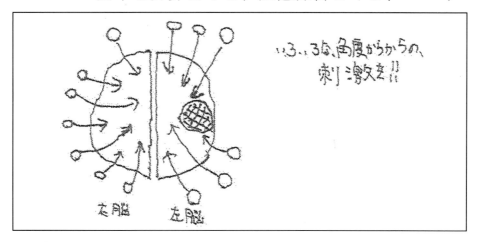

ある医師が、言われる。

「脳の**言語領域（言語野）は、ブラックボックスだ。**
　　右利きの方は、"言語野が、98％、左脳にある"、と
　　　　　　　　　　　　　　　　　　　　言われている。

　仮に、脳卒中になっても、
　　　　　　　脳を働かせ続けることが、重要だ。」
　　　　　　　　　　　　　　　　　　　　　　　（終）

言語訓練は、
　口真似練習に、始まり、
　単語練習、助詞練習、模写練習、音読練習、
　会話練習、記憶練習、・・・・・、
　　いろいろ、必要ですが、
　　　諦めず、やり続けることが、大切です！！

以上、吉村正夫の、ブローカ失語の、訓練帳、
　　　「言葉が、しゃべれた！！」でした。

吉村正夫の、自己紹介。　　（何も、見ないと・・・）

「・・・す、す、すみません。

　私は、・・・、私は、私は、・・・、あの、その・・・

　　　　　　　失語症を、に、が、・・・（もう一回！）

　私は、失語症なので、・・・、
　　　ゆっくりした・・・（？）
　　　ゆっくりしか、・・・、しゃべれません。

　お、な、に、ぬ、ね、の、・・・
　お願いします。（以下、略。）」

　　　　　　　　　　　　　　恥ずかしくは、無いです！！

17章　もう一度、言いたい！！

もう一度、言います。　私は、こんな方法で、改善しました。

　　でも、方法は、一つでは無い、
　　　　　　　　色々な、方法がある、と思います。

吉村正夫は、ブローカ失語、と、思っています。
失語症の中でも、ブローカ失語の改善を、書きました。
（「ブローカ失語であるけれど、ちょっと、
　　　　タイプが違う、ブローカ失語かな？」と言われる、
　　　　　　　　　　言語聴覚士さんも、居られます。
　　　　　　　　　　　　私には、分かりません。

　　もっと、症状が重い、ブローカ失語の方も、居られます。）

また、症状も、色々あります。　（ウェルニッケ失語、等。）
　　　（風邪にも、いろいろな症状が！
　　　　　　　　　　　熱が！　咳が！　喉が！、等。）

ウェルニッケ失語には、
　　　　　ウェルニッケ失語なりの対応が、必要です。
　　（意味の分からないことを、
　　　　　ひたすら、えんえんと、しゃべり続けている。）

（私には、そのような、経験が、ありません。

　　また、他の症状についても、分かりません。
　　　　医師・言語聴覚士に、聞いて下さい。
　　　　または、言語治療室に許可を得て、
　　　　　　じ〜〜〜、と、盗みとって下さい。

　　　　　　　　お願いします。　頑張って下さい。）

「すべてが分かる本」という本も、あります。
　でも、『すべて』ということなど、
　　　　　　　　　　　　　あり得ないです。
　　　『すべて』の症状を、治してくれますか？

　　著者が、言われると、思います。
　　　「“しゃべれる”とは、言っていません。
　　　　　　　　　　　　　　“分かる”です。」　？

また、いろんな本も、いろんな先生も。
「宇宙語を話す患者さん」、
「失語症は、治らないので・・・」、
「(自慢げに、) 1年で、スラスラ、
　　　　　　　　しゃべれるように、なりました！！
　　　　[注：そんなもの、軽度で、すんだのみ！！
　　　　　　　　　　人、それぞれです！！]」、
「訓練は、言語聴覚士に任せて、素人は、やるな。」や、
「社会資源・施設・特養等を、使おう！」という、
　　　　　　　　　　　　　　　　　誤魔化しも。

色々な、タイプの失語症があるけれど、ド素人考えながら、
基本は、「日本語の改善だ！」と、考えています。

すべての方に、通用する方法は、無いです。
　けれども、参考になる部分も、多々あると、思います。
　　　　　　　　　もう一度、読み直して下さい。

何度でも、言います。

『もう、ダメかも知れない・・・』
　そんなことは、ありません！！

81

すぐには、改善しないかもしれませんが、
家族の方は、先生等に、
　「一つで、いいので、ヒントを、教えて下さい。」、と
　　　　　　　　　　　　　　　　　　　　　　　聞いたら、

『自分で、しゃべろう！！　家族と一緒に！！
　　　　言葉が不自由の方でも、全失語の方でも！！

　何でも、いいから、やってみよう！！

　　　脳は、生きています！！』というのが、
　　　　　　　　　　　　　　　　私の考えです。

あえて、言います。
　　　　諦めず、頑張って下さい！！

　　　　　　可能性を信じて！！　　（終）

[注：失語症で困っている、家族等の方・本人さんへ。

　家族等と失語症の方は、一緒に、感情を込めながら、
　　声を出しながら、読める部分のみで、いいから、
　飛び飛びで、いいから、もう一度、読んで下さい。]

　　　　　　　　　　　　　　　　　　　　　（終）

「失語症は、薬を飲めば、治りますか？」と言うのは、
　　　　　　　　　　　　　　　難しい、と思います。
　でも、「改善の可能性は、ある！！」と思います。

長野失語症友の会（発行）の、チラシによれば、
"失語症は、
　　よい刺激と、安心して暮らす環境があると、
　　　　　少しずつ、改善する。"と、あります。

また、失語症は、ある、きっかけで、
改善することも、ある、と、思います。（Ⅱ、Ⅲ、参照。）

（ただし、発声機能が、ダメになっている方は、難しい、と、
　　　　　　　　　　　　　　　思います。　医師に、聞いて下さい。
　でも、頑張って、絵や、表情等で、あらわしてみて下さい。

「失語症の日」が、出来ました。
　日本失語症協議会も、あります。　全国各地で、活動しています。
　　　　　　　　　　　インターネットで、探して下さい。）

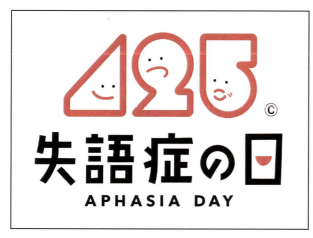

4月25日が、
「失語症の日」
（し・つ・ご）として、
日本記念日協会に
承認されました。
2020.2.13.

あえて、言います。　頑張って下さい。　全失語の方でも！！
可能性を信じて！！

III 読者からの感想文 手紙

私が、何故、「このような本を、書きたい！！」と、思ったのか、
というと、その理由は、「手記ありがとう」を、出版した際、
　　失語症の方を、診ている家族の方から、手紙を、いただいたからです。
私は、泣けました・・・・・・・・（略）

失語症の皆さん。　　家族等の皆さん。
　　　　　諦めずに、頑張って欲しいです！！

仮に、失語症の方が、鼻歌を、歌って、
　　　「ん～ん～ん～、ん～んん～～～
　　　　（う～さ～ぎ～、お～いし～～）」でも、
　　　家族の皆さんも、付き合ってあげて欲しいです！！
「歌えたね！！」と言って、
　　　　　　　　　　　褒めて、あげて欲しいです！！

テレビばかり、**黙って**いては、良くは、ならないです！！
　　　　「参考になれば・・・」との思いで、この本を、書きました。

脳卒中は、失語症は、〇、×のような物では、行きません！！

　　脳卒中の症状は、人、それぞれです！！

　　「脳卒中に、なった。」　が、ピンピンとしている人も、います。
　　　　言葉がしゃべれない方も、字も読めない方も。
　　　　平仮名も書けない方、計算も出来ない方も。
　　　　パソコンも、打てない方も、います。　　等

脳卒中・失語症は、ひとくくりでは、行きません！！

命が助かった「のみ」でも、幸いです！！
「治らない」としても、**諦め**は、良くないです！！

補足①　下呂温泉病院で、担当していただいた、
　　　　　言語聴覚士の先生からの、手紙。(2010.1.)

先日の吉村さんのお葉書も
今回同封して下さった手記を読ませていた
だいても 下呂を退院された時と比べ大きく
改善しておられ、大変な驚きと喜びを
感じております。下呂に入院なさった時は
正直申しまして かなり重度な状態で
いらしたので、このように早くここまで改善
なさった方は 私の経験上 初めてです。

[注：先生が書いておられます。　**重度**な状態
　　　　　　　　　　　　可能性は、ある！！]

補足②　愛知淑徳大学　健康医療科学部　言語聴覚士専攻
　　　　教員：鈴木朋子先生（准教授）からの、手紙。
（2014.1.）

私は愛知淑徳大学健康医療科学部言語聴覚学

専攻教員の鈴木朋子と申します。

　　　発症直後のことからリハビリにどのようにとり

くんでこられたや、その苦悶の日々…いかなる状況下でも希望

を失わずチャレンジを続けられた先生の不屈の精神力に

胸が熱くなる思いです。これまで私もSTとして担当させてい

ただいた大勢の患者様のことを思いうかべながら拝読いたし

ました。先生が支援してくださった方々への感謝もこうして

出版されましたことにより感銘をうけています。闘病記を

先生の自己開示によって、当事者ザご家族の方々はまさる

勇気と希望が与えられ、まだ失語症のことを知らない人々

には何よりの啓発になると思います。本専攻の学生

たちにもぜひ一読を勧めたいと思っています。

補足③　砂田真弓さん（岡山県玉野市の方）

私は、３年前に、脳梗塞を、発症しました。
　　手足は、いうことをきいてくれるけど、
　　　　　　　　　　　言葉が、すらすら話しにくい、状態です。

近所の人との連絡も主人に、任せたり、（略）
社会から、一人取り残された気がして、寂しい思いをしました。

先生の「手記　こっちに、おいで・・・」を、読んでから、
　　　　　　毎朝、新聞を、声に出して読むことを、始めました。

先生が、毎日、目標を持って
　　　　　　リハビリを、頑張られていることを知り、
　　私も、もっと、頑張らないといけない、と、励まされました。

ありがとうございました。

これからも、可能性を信じて、リハビリを頑張っていきます。

　　　　　（裏表紙は、砂田真弓さんに、描いてもらいました。）

補足④　水野美穂子先生（長野県の言語聴覚士。）

　　倒れてから半年間は、
　　　　　「シー、シー、」と、言うのみの方だったが、
　　　　　　　６年ぐらい経った頃から、
　　　　　　　やっと、言葉を、喋るようになった方もいる。

　　　その方は、積極的に、人前に出るようにしていた。

補足⑤

父が脳梗塞で失語症になった時に、
　　この方の本（「手記　こっちに、おいで・・・」）を購入し、
　　　　　　　　　　　　　　　　　　励まして頂きました。

当事者にならないと分からない、見た目は普通なのに、
　　　　　　　　　　　　　　　　話したいことが、話せない。

頭では分かっていても、口から出る言葉は、違う言葉。

失語症という病気を、
　　　　　　父を通して知ることが出来て、
　　　　　　　　　　　　　　セミナーに行ったりしました。

そして、言語療法のリハビリに、
　　　　　　　　　　　　ものすごく頑張ってる、父の姿。

リハビリの先生に、
「ここまで、回復するとは！
　　もう少し、診てあげたい。」とまで、言ってもらえたことが、
　　　　父を通して、いくつになっても、
　　　　　　　　　　　　前向きにと、教えてもらえました。

父が、亡くなる少し前に、テレビを見ながら、
　　　　「さざんかの宿」を、すらすら歌って、
　　　　　「歌えちゃった」と、本人も驚いて、
　　　　家族で、大笑いしたのは、
　　　　　　　神様からの贈り物だったのかもしれません。

　　　　　　　（藤本佳子さん　フェイスブックの友達）

89

補足⑥　（2014.8.28.　中日新聞の記事より）

故郷の叔母に鍋島さん送り続ける
高山厚生病院で掲示

2014年8月28日　（第3種郵便物認可）

病院に飾られている鍋島さんが書いた絵手紙を眺める瀬上さん＝高山市山口町の高山厚生病院で

（酒井翔平）

瀬上さんからの手紙。

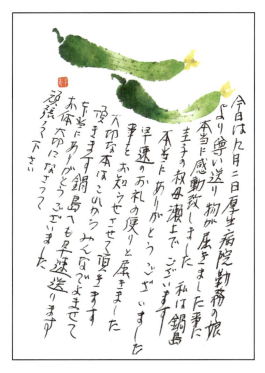

鍋島さんからの手紙①。

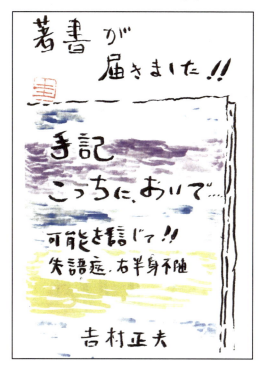

鍋島さんからの手紙②

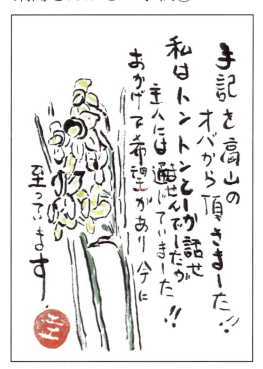

「主人には、通じていました！！」

鍋島さんからの手紙③。

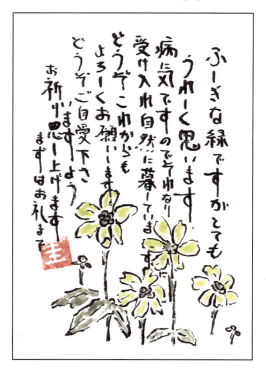

［注：緑×→縁○］

補足⑦　中澤まゆみさん
　　　　　（ノンフィクションライター）の感想文。
　　　　　　　　フェイスブックの投稿（2017.2.15.）より。

　　「当事者」という言葉は、好きではありません。
そのかわりに、私は「ご本人」という言葉を、使うように
しています。

期せずして、病気や障害をもってしまった「ご本人」たちから、
私たちが学べるものは、無限にあります。

　　私は、介護家族なので、ケアをする私が、「支援」の
あり方を考えるとき、私が接する「本人」の意思や、希望を
どう理解し、日常のケアにつなげていくのか、という
大きな、手がかりになります。

　　そして、何よりも「ご本人」たちの、ものがたりは、
私たち自身も、病気や障害（高齢になることも含めて）の
予備軍である、ということを思い起こさせてくれます。

　　脳梗塞や脳出血をはじめとする脳血管疾患は、要介護に
なる最大の原因です。
しかし、外見上は回復したように見えても、脳の中で
起こってくるさまざまな障害＝高次脳機能障害については、
まだまだ知らない人が多いと思います。

　　私自身がこの障害のことを知ったのも、世田谷で一緒に
地域活動を続けるリハビリ医の長谷川幹ドクターに、往診
同行をさせてもらってからのことでした。

高次脳機能障害の本は沢山出ていますが、
　　　　　　　「ご本人」によるものは、わずかです。

その1冊が、2007年に46歳で脳内出血を起こし、
　　高次脳機能障害（失語症・右半身不随）を起こした、
　　吉村正夫さんの『手記　こっちにおいで・・・』でした。

　　1冊目に続き、その吉村さんの2冊目の本：
　　『失語症・右半身不随・高次脳機能障害との闘い』が、
　　　　　　　　　　　この2017年1月に発売されました。

　　副題に、「脳卒中の人の気持ちが、よくわかる本。」と
　　　　いうように、吉村さんのリハビリの過程と
　　　その心の動き、高次脳機能障害に関する情報が、
　　　　　　　　　　　　びっしりと綴られています。

　　通常の本のように、かっちりと書かれたものではなく、
　手づくりノートのような大判の本にした、というところに、
　元数学教師の吉村さんの想いと、
　　　こだわりがうかがわれます。（『失語症等との闘い』は、絶版。）

これは、吉村さんが、高次脳機能障害を旅する
　　　　　　　　　「旅のノート」なのかもしれません。

認知症のご本人たちが、さまざまな形で、
　　　　　　　　　　　　　　　　　発言を始めています。
吉村さんや、山形の武久明雄さんのように、
　　　facebookで、積極的に発言する、
　　　　　　　　　　　脳血管疾患の方たちも、出てきました。

「ご本人の言葉を聞く」。
このことの大切さを、ひとりでも多くの人に知ってほしい、
と思います。（以下、略。）

［注：一部、中澤まゆみさんが、出版に関して、
　　　　　　勘違いして見える部分は、私が直しました。］

補足⑧　原美悠紀先生（言語聴覚士
　　　　　　　　　　フェイスブックの友達）の投稿。

言語聴覚士、患者さん達に、
　　　　　　　勇気と希望を与えてくれる本です！！

私が一番感動したのは、プラトーの話・・・・・・
　　プラトーに達したら、そこまで。
　　　プラトーは、分かってる。

　　　　飛躍的な回復が、無いことも。
　　　　　100%、戻ることも、無いことも。

それでも、目の前で苦しみ、落ち込んでいく方を見て、
“割り切ることが出来ずに、もがいている、
　　　　　　言語聴覚士は、多く居る”と、思います。

そんな言語聴覚士に、ぜひ、読んで欲しい。
そして、ご自身の担当者さんに、伝えて欲しい。
　　　『失語症の人で、本を書いた人がいるんだよ。』と。

「本が、書けるようになるんだよ。」とか、
　　約束するためのものじゃなく、
　　　吉村さんの本を紹介した時、
　　　当時、私の担当患者さん達は、
　　　　　目を輝かせて話を聞いてくれた。
　あの目の輝きを、未だに、覚えてる。

言語聴覚士、失語症患者さん達に、
勇気と希望をくれる、本：「手記　こっちに、おいで・・・」。

（プラトーとは？　（高原現象）：
　　　　　ある一定の時期を境に、機能向上が停滞すること。）

94

補足⑨　Kさん（フェイスブックの友達）
「吉村さんがいることで、家族も、未来を見ることができます。
　　　　　　　　　　　ありがとうございます m(＿　＿)m」

補足⑩　坂本尚子先生（言語聴覚士）
「私も粘り強く、ST（言語聴覚士）として、
　　　　　　　　　　　　　寄り添い続けていきたいと思います。
　そのことを、改めて、教えて頂きました。

　遅々として、進まないかもしれなくても、やらなくなってしまったら、
　　　　　　“出来なくなってしまう、機能が低下する”のは、
　　　　　　　　　　　私の今までの、経験で、痛感しています。

　ですから、“継続は、力だ”、ということを、
　　　　　　　　　　　お話しさせていただいております。
　私自身も、そう、思っていますし、
　　　　　　　　　　こころざしを持って、やっています。」

補足⑪　「岐阜　若い失語症者のつどい」　代表者：馬渕敬さん
“私は、脳梗塞になり、失語症・右半身不随になりました。
　「もう、国語の教師は無理だな。」と、途方に暮れていたました。

　退院してから、「愛知若い失語症者の集い　みずほの会」に、
　　　　　　　　　　　　　　　　参加しました。
　そこで、目にした光景は、とても衝撃的でした。
　　　　　「みんな、生き生きと、生きている！」
　私は、そのころ、自分のことで、精一杯で、気が付けば、
　　　　ため息ばかり・・・　生きる希望を、無くしていました。
　でも、「みずほの会」に参加したら、
　　　そういう後ろ向きな気持ちが、どこかに、行ってしまいました。

　「岐阜にも、こういう会が必要だ！」、
　「岐阜にも、たくさんの方が、
　　　　　　失語症で、苦しんでいるに、違いない！！
　そういう方たちと、一緒に、活動していきたい！」と、
　　　　　　　　　思うようになりました。（以下、略。）”

［注：吉村も、参加させてもらっています。　県外の方でも、OK です。
　　　参加希望の方は、フェイスブックから、馬渕敬さんの、ところへ。］

補足⑫　下竹佳代子先生（言語聴覚士）

失語症の方との訓練をさせていただくようになり、
　　　　　　　　　　　　３０年以上が経ちました。

病院で、言語聴覚士（ＳＴ）として、
　　　出会わせていただく、失語症を持つ方々は、
　　　　　　ご入院中も、その後に戻られるご家庭や、職場、
　　　　　　　　地域、施設・療養のための病院などでも、
　　　　　　　　　まわりの人たちと、コミュニケーションを
　　　　　　　　　　　　　　　とっていかれます。

「どういうことが、
　　　　　どういう風に出来ていらっしゃるか？」、
「出来るようになっていかれるか？」ということは、
　　　　　　　　　　　　　とても、大切です。

「どういう風に出来ていらっしゃるか？」、
「出来るようになっていかれるか？」についてですが、
ＳＴ側が、「家庭に戻る方なので、
　　　　身内の方との簡単なやりとりが出来れば、ＯＫ」、
「施設に行く方なので、
スタッフとの簡単なやりとりが出来れば、ＯＫ」、
「文字の書き間違いは多いですが、
　　　　今後、ご自分で文字を書く必要は、
　　　　　　ほとんどない方ですので、
　　　これ以上、文字を書く練習はしなくても、ＯＫ」など、
「現状で、ＯＫ」という、表現をする場面に、
　　　　　　　　　　　出会うことがよくあります。

「ＯＫ」という言葉は、一見肯定ですが、
　　「これ以上の改善を求める必要はない」、
　　「これ以上の改善を
　　　　　期待できない。期待していない」という、
　　　　　　　メッセージになってしまうことがあります。

そうすると、
　　「改善の余地は、まだまだありますよ」と
　　　　いう可能性を、患者様に、お伝えできなくなります。

「OK」と表現するSTは、そこまで考えて、
　　　　「OK」という表現を使っているのでしょうか？
いえ、もしかしたら、
ST本人が、改善し続けられる可能性を知らない、
　　　　気づけていないのかもしれません。

わたし自身は、３年、５年、１０年、もっと、・・・、と、
失語症状が改善し続ける方と、
　　ご一緒させていただいてきた経験が少なからずあります。

半年、１年、３年、５年経った頃から、
　　　　　　急激に改善される方もいらっしゃいます。
「脳は進化し続ける」と思っています。

改善の可能性を提示して、その上で、
「こんな感じでOK」と、当事者様が思われるのであれば、
　　　　　　　　　それは、ひとつの尊い選択です。

改善の可能性があるのであれば、
　　それにかけたい失語症者様も、沢山いらっしゃいます。

改善の可能性を提示しなければ、
　　ご本人が、可能性に気づけなかったり、
　　言語の改善を、意識した日々を送るかどうかを、
　　　　　選択する機会すらなくなってしまいます。

「現状を理解し、受け入れて、
その中での、最善のコミュニケーションを目指すこと」と、

「脳機能、言語機能、コミュニケーション能力の
　　　　　　さらなる改善を目指すこと」は、
　　　　　　　　　相反するものではありません。

「改善」は、
　　　　「進化」・「成長」とも置き換えられるでしょうか。
　　　　「前向きに」と思える、心持でもありましょうか。

言語機能の改善を足がかりにして、
　　　脳機能の改善・進化を考え取り組んでいくことは、
その方が、人生の中で楽しめることが増えていく、
　　　　　　ひろがっていく、深まっていくことに、
　　　　　　　　つながっていくと考えています。

医療保険、介護保険、地域包括ケアの中の自助と互助。
早々に介護保険へ。

ＳＴが、同じ失語症者様と、
　　　　　長くご一緒させていただく機会は、
　　　　　　持ちにくいシステムになっていますが、
出会わせていただく、
　　その期間、その時間のＳＴの姿勢や、心の在り様は、
　　その失語症者様の、
　　　　人生によい影響も、よくない影響も、もたらします。

『人生に、
関わらせていただいている、仕事なのだ』と、
　　　　　　　　　肝に銘じて・・・、と、思っています。

ご一緒させていただいてきた、
　沢山の失語症者の方々のお蔭様で、
　　「諦めない」、「改善は続く」、「脳は進化する」、
　　「前向きに」、「後退の中ですら、進化はある」、
　　「人は尊い」という信念を、持てるようになりました。

ご一緒させていただいてきました方々に、
　　　　　　　　　　心から、感謝いたしております。

いただいてきた、ご恩を、直接、お返しすることは、
　　　　　　　　　　　　　　　かないません。

ですので、今、ご一緒させていただいている失語症の方々、
　　これから出会わせていただくであろう失語症の方々、
　　若手のＳＴの方々に、微力ではありますが、
　　　　この信念を持って対応し、お伝えしていきます。

例え、加齢の影響などで、３歩後退してしまっても、
　　小さなことでも、何か、１歩前進できることがあったと
　　　　したら、その一歩は、きらめくような尊い１歩です。

これは、重度の失語症を持ち、現在要介護４の身内と、
　　２０年以上を過ごしてきた経験からも、思っています。

その１歩を、ご本人にも、まわりの方にも、
　　　　喜びとして感じていただけるような方法はあるか？
ＳＴとして、どう関わらせていただくか？
いただいてきたご恩を、恩送りさせていただくには？
常に考えながら、失語症をお持ちのみなさまとともに、
　　　　　　　　自身も進化・成長していきたいです。

　　　　　　　　（下竹佳代子先生の文章、終。）

［注：文字の大きさ、文字のバラケ具合等は、
　　　吉村正夫が修正しました。　下竹先生、了承済み。］

99

補足⑬　佐藤先生（岩手県）：
　「実体験に基づいているので、大変、重みを感じます。

　　私も、長期に失語症の方たちに、
　　　　　　　関わっているので、とても、共感しました。

　　「失語症患者の最上の解放者は、
　　　　　　　　　もう一人の失語症患者である。
　　　　（英国バーミンガム大学　医学部老年医学講座
　　　　　　　　　初代教授　Bernard Isaacs）」と、
　　　　　　　　　いう言葉を、思い出しました。」

補足⑭　平澤先生（山梨県）：
　　「吉村さんの本は、大変わかりやすく、
　　　　　　ポイントを、押さえていらっしゃいますので、
　　　　今後、失語症になられた方の、
　　　　　　　回復に、役立てていただこう、と思います。」
　　　　（失語症は、言い換えれば、孤独な病です。）

補足⑮　朝山先生（島根県）：
　　「失語症になった方や、ご家族にとっては、
　　　　　　“ひと筋の希望となる”と、感じました。」

補足⑯　今井さん（岐阜県　フェイスブックの友達）：
　　　　　　　ご主人（失語症）を、介護をしている方。

　「介護をしていて、「なんか、ヒントないかなー？」、と。

　　諦めないことが、大事やけど、慌てないことも、大事や。

　　　　　　　　　　　　ボチボチと、思う。」

（今井さんの、ある日の投稿より）

今井さん：
「今朝のビックリ！！
　いつもは、ベッドで起きて、朝食。

　やけど、シーツまで、ぬれたから、変える。
　　　　　　　　　　　　　車椅子に座って、朝食。

　そして、ディに行く準備で、お便りに、記入する間に、
　　　　　　　　　　　　　　　赤ペンで、書く私。

　そのペンみて、紙を渡し描いた、お父さんが、描いた文字も、読んだ。
　　　ウルウル（;o;)

　利き手ではないけど、上手に書いたなー　たった、二文字やけど。」

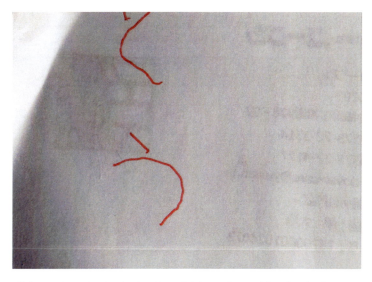

　私　　：〝きっと、お父さんは、「（あ・り・が・）とう」、
　　　　「ありがとう」 と、書きたかった！！（と、思う。）
　　　　　　　　　　　　　　大事にしてあげて下さい。〟
今井さん：「あ！　下の言葉！　気づいてなかった。　ありがとう」

今井さんの友人：ありがとうの【とう】だよ！
　　　　　　　　　　　ヤバい。　泣けるわ〜」
今井さん：「吉村さんに言われて、〝はっ！！〟とした。
　　　　　　　　　　　　ウルウル（;o;)」

補足⑰　ある言語聴覚士から。

「失語症である、本人から、語られる言葉に、思わず、
　　　　　　　　　　　　　　ハツ、と、させられる。

　リハビリ専門職として、長年の経験はあるが、
　　　　　　　専門書では、みえない世界が、確かにある。

　可能性は、未知数だ。

　信じて、諦めず、そして、確実に、前進していく
　　　　　　　著者の姿が、新たな希望となるだろう。」

補足⑱　ある言語聴覚士の話。

「医療の世界では、医師が、診断を下すことになっています。

　しかし、昔とは違って、
　　　　　疾病構造が、複雑に、変化している近年では、
　失語症・高次脳機能障害まで、
　　　　正確に、診断できる、医師がいるかどうかは、
　　　　　　　　　　　　　　　　保証できません。

　何科に関わらず、失語症・高次脳機能障害を、
　　　　しっかり、勉強している、
　　　　　　　医師に、めぐり合うかどうかが、鍵です。

あきらめず、粘り強く、頑張って下さい！！

補足⑲　2022年11月4日

髙良さん夫妻が、首里城復元・材料調達のため、
　　　　　　　　　　　　　　　　　　　沖縄から、出てこられました。
そのついでに、中津川まで、寄ってもらえました。　　食事

左から、
早川直彦さん（木工作家）
　　私
　　髙良夫妻
　　　（ライアー制作者・
　　　　　　　演奏者）

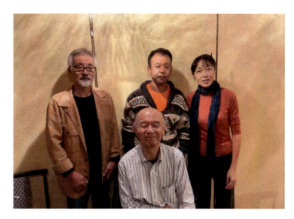

（髙良輝幸さんが、書かれた文章より、抜粋、および、多少変更。
　　　　　　　　　　　　　　　　　　　　　　　許可済み）

この地に、「てるる詩の木工房」の堅琴を、弾いて下さっている、
　　　　　　　　　　　　　　　吉村正夫さんが、いらっしゃいます。

その中で、「ライアーが、弾きたい！」と、ご連絡をいただき、
　　　片手で弾く方法や、調弦の方法など、相談をしながら、
　　　　　　　　現在は、「あやはべる9弦」を、弾かれています。

今回、お会いすることができて、とても嬉しかったです。

形は、違っても、人生の中で、誰にでも、
　　　　　　　　苦難は、起こり得る、と、思います。

その中で、諦めず、努力されている姿は、素晴らしいです。
「失語症　言葉が、しゃべてた！！」等は、
　　　　　　　　　　　　力強く、希望の結晶のような、本です。
吉村さんの、笑顔に会いに、また、この地を、訪れたいです。（終）

［注：脳卒中の症状は、人、それぞれです！！
　　　　　　　　可能性を信じて！！］

補足⑳　2017 年 3 月 23 日、
　　　　　　　　森田秋子先生（言語聴覚士）に、会う。
　　　場所：愛知県名古屋市、鵜飼リハビリテーション病院

①：私の失語症のタイプ・重症度・特徴が分かる
　　　　　　　　　　　　　　　　データー等を、調べる。
②：失語症になってからの経過、
　　　その中で感じたことを（若い言語聴覚士が
　　　　　　　　　　　学ぶことを目的に）、私が話す。
③：言語聴覚士にとっては、
　　　私が「どうして本を出版したのか？」という点に
　　　　　　　　　　　　興味があるので、それを、話す。

回答、①について：
　森田先生、談。
　　　"記憶や判断力は、早い時期に一定のレベルに
　　　　　　　　回復していた、と、理解しました。（略。）"

回答、②について
　倒れてから、3 人の、言語聴覚士につきました。

　1 人目：倒れた時は、中津川市民病院の先生でした。
　　　私目が覚めたとき、訳の分からない言葉を
　　　　　　　　　　　　喋っていた（叫んでいた）。

　　気が動転し、黙っていると、
　　　"この人は、全失語だ。"と診断されたのか、
　　　　　　言葉を喋りたいのに、
　　　　　　　勝手に、"発声練習"を、やらせてくれた。
　　　「全失語」と、「気が動転し、黙っている状態」は、
　　　　　　　　　違うことを、よく、分かって欲しいです。

　　2 人目：転院して、下呂温泉病院の、先生に、
　　　　　　　　　　　口真似を教えてもらいました。
　　　これは、大変、有効でした。　気分も、良くなりました。

104

3人目：地元に戻ってから、施設に入り、言語聴覚士の
　先生につきましたが、塗り絵・検査（重箱の隅を、
　つつくようなことばかり言われて・・・）等で、
　　　　　　　　　　　　これも、ツマラナカッタです。

しかも、原稿の許可をもらいに行くと、
　　　　　　　　　　"私の文章も載せて下さい。"と言う。
　　　私　：「私の本です！！　何故ですか？」
　　　先生："私と吉村さんとの間には、
　　　　　　　　チュー・インが、存在している、
　　　　　　　　　　　　　と思います。"からです。
　　　私：「"思います。"とは、どういうことですか？
　　　　　私は、一切、そのようなことは、
　　　　　　　　　　　　　　　　思っていません。
　　　　　そんないい加減な文章は、載せられません！！」

しかも、私の自費出版の本では、
　　「・・・当初の期待を『裏切り』・・・」と、
　　　　　　　　　　　　　　書いている。
　　そんなに私が良くなったことは、悪いのですか！！
　　　　　　　　　　　　　原稿は、要らない！！！

　　［注：『チュー・イン』については、
　　　　　　　　　言語聴覚士に聞いて下さい。］

私の意見：
＊：あらゆる診断（治療方針）、可能性を考えて下さい。
　　診断（治療方針）は、決めつけてはいけない、
　　　　　　　　　　　　　　　　　と思います。
＊：まずは、言語聴覚士から、１〜３回、時間にして、
　　　１５〜２０分、ジックリと、話しかけて欲しいです。
　　信頼関係を、築くことから、始めて欲しいです。

◇：「人間として、成長するべきだ。
　　　患者さん、主体で考えるべきだ。」と思います。

「まあ、こんなもんで良かろう！」とは、
　　　　　　　　絶対に、言って欲しくないです。

2009 年７月、下呂温泉病院に訪問した際、
　　　　　　　　言語聴覚士の先生が、言われた。
　　　『力不足で、申し訳なかった。』

　◇：言語聴覚士の方も、
　　「貴方が倒れたら？」、「失語症になったら？」
　　　「"一生、治らないよ！"と言われたら？」、
　　　　　　　　という可能性を、考えてみて下さい。

　◇：「言語聴覚士には退職がありますが、
　　　　当事者には、退職がありません。」ということも、
　　　　　　　　　　　　　　考えて見て下さい。

回答、③について：
よくまあ、"失語症の本"など、書こうと思いましたね。
　　（決して、売れ行きは、よく、無いはずなのに・・・）
数人の方が、救われた。
　　（表面に出てこないが、救われた方もいると思います。）

　「売れなくても、１人の方に思いが通じれば、
　　　　　　　　御の字です。」ということに、
　　　　　吉村さんが、そういう人だ、と納得しました。

教え子の方に、数年かけて、手紙（本）が書けて、
　　　　　　　　　　　　　　良かったですね。

まだ若いので、道を切り開いていって下さい。
　　何かの縁で、友達になりましたので、これからも、
　　　　吉村さんのことを、応援していきたいと思います。

私の願いは、これからも、書き続けて下さい。

心穏やかに、同じ失語症の方と共感し合うため、
　　一般の方に失語症を理解してもらうために、
　　失語症という障害の苦しさを、
　　　　吉村さんの人生を語って欲しい、と、願います。

憤りや憤慨ではなく、おだやかで、静かな言葉を用いて、
　　　　失語症という障害の苦しさを。

しかし、障害は、決して終わりではなく、
　　立ち向かっていけば、やがて、
　　乗り越えることができる可能性があることを。

人生は、苦しいが、苦しいだけではなく、
　　誰かと分かり合えたり、支え合ったりすることには、
　　　　大きな喜びがあることを。

失語症は、苦しいが、しかし、
　　失語症になったことによって得た、
　　新しい出会いがあり、それは、とても、
　　　　かけがえのないものであることを。

私は、そのことを、吉村さんに、書いてほしいと願います。

（森田先生の文章、終。）

もう一度、言います。

［2007 年 1 月 23 日］　倒れた・・・
2 週間、眠ったままだったそうです。
医師が、声を掛けてくる。　「どう？」
"（私）　：！＃＄％＆・・・？？？
　　　　　＠＄＆Ａ、＋＞Ｂ！！！！！"
　言葉が出ない。　失語症である。

　　　　1 年半後、スラスラとは、しゃべれないが、改善しました。
　　　　　　　　後に、自費出版等の体験談も、書けました。

Ｘさんのように、5〜6 年後、「ウナギは、美味い。」と、
　　　　　　　　　突然、言われる方も、みえます。

また、砂田真弓さんは、（2020 年現在）　デイケア等で、
　　　　　　　「絵日記」の、朗読会を、やられているそうです。

馬渕敬さん（「岐阜　若い失語症者のつどい」　代表者）のように、
　　　　　　　　　　　　　活動しておられる方も。

　他、もろもろの方を、知っています。

いろいろな、体験を、
　　　　　　喜びの体験を、待っています！！

ご本人、ご家族の方。
　　　　焦らずに、頑張って下さい！！

108

最後に、もう一度、言います。　　　（ペン画　点描風）

テレビを、ぼ〜〜〜、と、見ている方は、居ませんか？

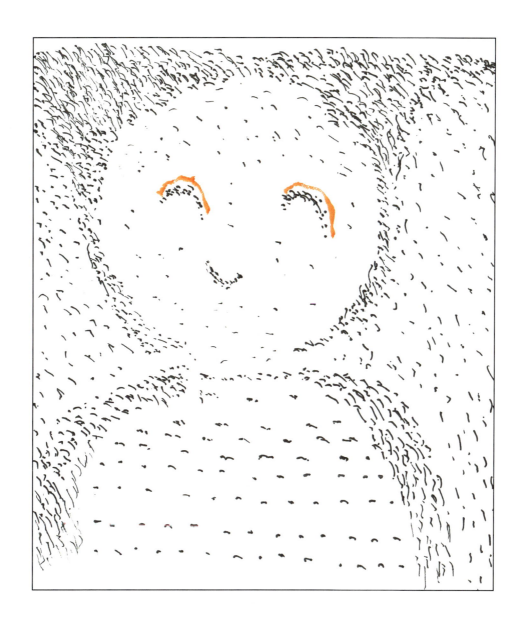

笑いあえる時を、待っています！！

可能性を信じて！！

お願い

森田秋子先生の願い：
「障害は、決して終わりではなく、
　　　　立ち向かっていけば、やがて、
　　　　　　乗り越えることができる可能性があることを。

　　人生は、苦しいが、苦しいだけではなく、
　　　誰かと分かり合えたり、支え合ったりすることには、
　　　　　　　　　　大きな喜びがあることを。

　　失語症は、苦しいが、しかし、
　　　失語症になったことによって得た、
　　　　新しい出会いがあり、それは、とても、
　　　　　　かけがえのないものであることを。」は、
　　　　　　　　　　吉村正夫に対する、願いですが、
　　　読者の皆様も、自分で、考えてみて下さい。

　　　何時かで、いいです。　　お願いします。

Ⅳ　治るのか？　結論は？

脳卒中の診断の権限は、
　　　　　　　医師にしか、ありません！！

吉村正夫は、ド素人です。
　　医師・リハビリの先生でも、何でも、ありません。

特に、何故、突然、１年半で、失語症・高次脳機能障害が、
　　　　　　　改善した理由が、分かりません。
　　責任持てないので、講演会等は、やりません。
　　　　私は、紙一重で、助かった「のみ」の者です。

諦めずに、やり続けた、結果です！！
　　（「脳卒中　改善！！」、
　　　「失語症　訓練帳　言葉が、しゃべれた！！」。）
　　よって、私の、一経験談を、書いた本を、出すのみです。

私が、すべての症状を、書いた本なぞ、**無理**です！！
　　失語症では、ブローカ失語、ウエルニッケ失語、・・・
　　歩行では、内股、ガニ股、・・・
　　高次脳機能障害では、改善した理由が、分かりません！！

「羨ましいなぁ・・・　（うらやましいなぁ・・・）
　　あの人は、改善したのに、私は、改善しない・・・」
　　私には、無理です。
　　　脳卒中の症状は、人、それぞれです！！

　「でも、努力すれば、生活の質は、
　　　　　　　少しずつ向上するでしょう！！」

だから、可能性を信じて！！

3大疾病（がん・急性心筋梗塞・**脳卒中**）

年間、約25万人の方が、脳卒中で、倒れています。

家族の方が、脳卒中に罹られたら、
　　“早く、治したい！”ということは、分かりますが、
まずは、
　　焦らずに、医師の診断を、受けて下さい。
　　　医師は、医師なりに、対応してくれます。
　　　医師に、軽度〜中度〜重度か、聞いて下さい。

それから、リハビリの先生方の、指導を受けて下さい。
また、リハビリの先生方と、一緒に、
　　　　　　　順番に、改善する方法を、探して下さい。

それから、本を、探して下さい。
　　　　重度の方は、重度の本を、探して下さい。
改善すれば、重度→中度→軽度の本に、移って下さい。
　　　　　　（別段、私の本で、なくても、いいです。）

「注：餅は、餅屋。
　　「物事は、それぞれの分野の専門家に任せるのが、良い。」、
　　　　　　　　　　　　　という意味の、ことわざ。

　　医師は、医師です。　　リハビリの先生は、リハビリの先生です。
　　　　　脳卒中患者は、脳卒中患者です。　　素人は、素人です。」

［注：
2007年1月　倒れた・・・
2012年12月　全国版の出版が、決まった！！

2013年1月〜2013年7月
出版が決まった後で、全然、関係の無い、
　　　中津川の町工場の、2人の野次馬社長B・社長Cから、邪魔が入る。
「出版は、これでは、ダメだ！！　200万部、売れなければ！！
　　インターネットでやれば、いい！！」と言って、しつこく、邪魔してくる。

そのくせ、2013年7月、謝りもせず、てのひらを、
　　　　　　　　　　　ひっくり返したように、社長Bが、言う。
　　　　　　　「吉村君は、言葉が不自由だから、食事会**でも**、いいよ。」
私が、文句を言うと、邪魔したことなど棚に上げて、
　　　　　　　　「野次馬とは、何だ！！」と、怒鳴り込んで来る、社長B。
野次馬を、"野次馬だ！！"と言って、何が悪い！！
　　　　出版は、もう、決まっています！！
　　　　　　　　　　　　　　やるならば、自分で、やれよ！！
また、言う！！　　「本が、売れなくても、知らんよ！！」
馬鹿か！！
　　　　"「すべて」の人に、脳卒中になれ！！"とでも、言うのか！！

社長Cも、「ぶっひゃひゃひゃ〜〜〜」と、鼻で、せせら笑う。
　　　　　　　狂っているのか？　脳卒中患者を、馬鹿にしている！！
2013年7月　別の時、また、社長Cが、ふざけたことを、言う。
　　　テレビに出演した、素人の堀尾憲市の講演会を、聞いて来て、
　　　　　　　　「脳卒中は、治るよ！」と、言う。
馬鹿か！！
　　　素人で、治せるならば、医師も、要らないはずだ！！

2019年12月　人伝に、聞く。
　　　　　「社長Bは、脳卒中で、倒れた。」
　　　　　　(2020.4.　社長、交代。　社長Bは、会長に。)
　　　　社長Cよ！！　社長Bを、
脳卒中の**すべての方を、治してやれよ！！**　］

114

脳卒中を、治す方法は？

医師や、リハビリの先生方が、
　　　　　　症例研究・症例検討会を、やっておられます。
また、各病院・各大学論文が、出しています、が、
　　　一向に、「"すべての脳卒中が、治りました！！"」の、
　　　　　　　　　　報告は、今のところ、入ってきません！！

もう一度、言います。
まずは、医師に、相談して下さい。
　　　　　軽度～中度～重度か？

それに、改善方法を、知っているかも、知れません。
　　　（相向かいに座って、話を、聞いて下さい。
　　　インターネットで、調べることは、ダメです！！
　　　一般的なことしか書いていないので！！）

残念ながら、
　　　そこまで（脳卒中が、すべて、治りました！）は、
　　　　　　　　　　　医学は、進歩していないです。

私の脳も、左脳が、死滅しています。
　　　　　　　　　　　今のところ、再生は、出来ません。
脳は、また、新しく、自然に、ニョキニョキ、
　　　　　　　　　生えてくる物では、無いです。
　　　　私は、幸いなことに、助かったのみのことです。

でも、改善する方法・刺激を与え続けでやれば、あると、思います。

じ～～～、と、していても、再生は、出来ませんが、
"新しく、回路が、出来る、可能性は、ある！！"と、
　　　　　　　　　　　　　　信じています。

脳卒中の、治療・研究は、発展途上です！！

すべての脳卒中患者を、治すことは、不可能です。

　　　これで、脳卒中の実情は、分かりましたか？

115

脳卒中は、まだまだ、認知されていません。

半身不随のみでは、ありません。
　　失語症・高次脳機能障害等も、あります。

また、軽度（かすり傷）から、
　　重度（死に、至る）まで、
　　脳卒中の症状は、人、それぞれです！！

まだまだ、人の知らないことは、いっぱい、あります。
　　人は、誰しも、素人です。　**医師でも・・・**

脳卒中を、完璧に治す方法は、何も、有りは、しません。
素人が、神の領域には、手を突っ込むべきでは、無いです。

でも、改善する、可能性は、ある、と、思います！！
そして、少しでも、いいから、改善するように、努力して下さい。

　　　焦らず、諦めず、粘り強く、頑張って下さい。

もう一度、言います。

脳卒中の、治療・研究は、発展途上です！！
脳卒中は、すぐには、改善しません！！

でも、時間をかけると、努力すれば、
　　　改善する、可能性は、ある、と、思います！！

可能性を信じて！！

「脳卒中に、なってしまった・・・」と、言われる方。

でも、生きていられて、良かったですね！！
命が助かった「のみ」でも、良かったですね！！

私も、命を、落とす、ところだったので！！

私は、右手が動かないし、歩行も脚を引きずっているし、
言葉もすらすらとはしゃべれないし、・・・

でも、幸いなこと、言葉もしゃべれるようになりましたし、
本も書けました。

まずは、何でも、いいから、やってみて下さい！！

"何も、出来ない・・・"
⇒　そんなことは、ありません！！
「一字書の練習（一字のみ！　文章・助詞の必要は、無し！）」
言葉の練習で、童謡で、鼻歌でも、いいから、歌おう！！
・・・・・・　是非、やってみて欲しいです！！

あなたも、何でも、いいから、
やってみて下さい！！

読者の皆様も！！

だ・か・ら・こ・そ！！
脳卒中には、予防が、大切です！！

117

私は、『私の気持ち・脳卒中の方の気持ちを、
　　　　　　　読み取ってもらいたかった』ので、
　　　　　　　　　　　　本を、書きました。

脳卒中で、困っている方（ご本人、家族の方等）に、
　　　　　　　　　　実情の本を、届けたかった！！
私は、正しいことを、届けたかった！！
よって、「私は、分からないことは、分かりません。」と、
　　　　　　　　　　言って、正直に、書きました。

大半の人は、"頭が、痛い・・・
　　　　　　でも、そのうち、治るだろう！"と、
　　　　　　　思っているようだが、それは、違う！！
　　　　　　　　　　　　絶対に、違う！！！

脳卒中は、「治るでしょう！」、「治る！」とは、
　　　　　　　　　　　　言い切れないです！！

人は、いつ、なんどき、
　　　　　倒れるか、分かりません！！

また、先にも、言いましたが、
　　　　脳卒中の症状は、人、それぞれです！！

　　　　　　　ノーベル賞級の本だったら、困る方が、居る！！
　　　　　　　　　永遠に続くだろう、脳卒中！！
自慢話は、要らない。　困っている方が、いっぱい、いらっしゃる！！

後書き

私の気持ちが、よく、分かる、と、思いますから、
　　　　　　　「脳卒中　改善！！」を、よろしくお願いします。

＊：表紙、また、21 ページの挿絵は、
　　　　　　　　介護職員：山田楓さんに、描いてもらいました。
　　　裏表紙は、砂田真弓さんに、描いてもらいました。

＊最後に＊
文章表現等、おかしな部分があるかも知れませんが、
　　　　　　　　　　　　　　　　　文責は、著者にあります。
　　（病院名等の許可は、当時の院長等から、得ています。
　　　文言は、私が書きましたが、事実です。　虚飾はありません。）

［注：よほど、誤記等は、無いと思いますが、
　　　　　　　　　　　　　もし、あったら、ご了承ください。
　　　なお、所々、「手記　こっちに、おいで・・・」・
　　　　「脳卒中からの改善」等に、なっていますが、
　　　　　「脳卒中　改善！！」に、読み替えして下さい。］

＊：感想等は、看護の科学新社まで、郵送して下さい。
　　　　　　　奥付に、住所が書いてあります。　転送してくれます。
　　　　　　　　　　郵送料が、必要です。　お願いします。
　　　また、何時まで経っても、返事が来ない場合は、
　　　「吉村正夫は、もう、居ないのか・・・」と、思って下さい。

＊：もう一度、言います。　吉村正夫は、ド素人です。
　　　医師・リハビリの先生でも、何でも、ありません。
　　　　　　　　　　　診断・手術・訓練等は、やりません。
　　　特に、何故、突然、1 年半で、失語症・高次脳機能障害が、
　　　　　　　　　　改善した理由が、分かりません。
　　　　責任持てないので、講演会等は、やりません。
　　　　　私は、紙一重で、助かったのみの者です。

＊：本書は、2007.1.23.〜2024.5.22. のことを、書きました。

人は、誰しも、いずれ、年老いていきます。
　人との付き合いも、切れます。
　　脳卒中・認知症等になるかも、知れない。
　　杖をつくし、車いすも、使うようになる。

そして、死んでいく。
必ず、死んでいく・・・

　　　　　　吉村正夫も、死んでいきます。
　　　　　　人知れず、死んでいきます・・・

死んでも、おかしくなかった、命。
　本も、書けたので、思い残すことは、ありません。
　本が、半永久的に、残っているならば、幸いです。

「人は、死ぬとき、
　　自分がこの世で手にいれた物を、持っては、行けない。

　　　　死んだあとに残るのは、
　　　　　　　　自分が、他人に与えた物だけだ。」

人生は、有限です。　　無限では、ありません。
　　　　　　　　　　　　　　　　　一度切りです。

　　　生老病死（しょうろうびょうし）

満足して、死んでいけるのか？
　　　満足して、死んで行って欲しいです！！

周りの方に、
　　「(あ・り・が・と・う)」、「ありがとう」と言って、
　　　　　　安らかに、息を、引き取って下さい。

121

これで、私の脳卒中の本は、終わりです。

もう一度、言います。　この本は、読み物では、ありません。
訓練帳なので、何回も、何回も、ジックリ、取り組んで下さい。
（例えば、集中的に、Ⅱの４章と、Ⅱの12章でも、いいです。
　　　　黙読では、ありません！！　実行して下さい！！）
うまず、たゆまず、あきらめず、
　　　　　　　　頑張って欲しいです。

原稿を、許可してくれた方。
また、いろいろ、お世話になった、出版社の方々。
　　　　　　　　　　　ありがとうございました。

夢で、出会った、教え子の御蔭で、命も、助かりました。
　　　"こっちに、おいで・・・"
　　　"先生・・・　元気で、いてね・・・・・・"

この本の、御蔭で、多くの方が、救われた、と思います。
　　もし、「参考になりました。」と言われるならば、
　　　　　夢に出て来た、教え子に、感謝して下さい。
　　　　　ありがとう　元気で、やって下さい。

2007 年 1 月 23 日　脳卒中で、倒れた・・・
　　　　もし、**死んでしまっていたら・・・・・・・・**
　　　　　　文字も、言葉も、計算も、出来なくなったら・・・

　　　読者の皆様。　ありがとうございました。

　　　　　　　　　　　　　　　　　　　　　　　吉村正夫

内容説明・広報文
　脳卒中で倒れ、ＩＣＵ（集中治療室）に、運ばれた・・・
　医師が、言ったそうだ。「３日間が、勝負だ！！」

でも！！　その後、幸いなこと、改善しました！！
　「言葉が、しゃべれるように、なりました！！」
　その、具体的な、方法とは？

本書は、著者の経験に基づく、
　　　　　「言葉を、しゃべる」、改善方法が、示してあります。
「言葉が、しゃべれた！！」という、喜びが、書かれています！！
　　　　　　　　　　　　読者の感想文も、載せてあります。

やる気が、出る、本です！！　読んで見て下さい。
そして、参考にして下さい！！

著者略歴
　1960 年　岐阜県中津川市生まれ。
　　　　　　岐阜県の教員になる。
　2007 年 1 年 23 日　脳内出血のため、倒れ、
　　　　　　失語症・右半身不随・高次脳機能障害になる。
　2010 年 7 月 22 日　退職。　以後、脳卒中の方に、本を、書く。

著書
　失語症　訓練帳　言葉が、しゃべれた！！　（看護の科学新社）
　脳卒中　改善！！　（看護の科学新社）

失語症　訓練帳　言葉が、しゃべれた！！

2024年11月30日　第1刷発行
（定価はカバーに表示してあります）

著　者　吉村　正夫

発行者　濱崎　浩一

発行所　株式会社 看護の科学新社
　　　　東京都新宿区上落合2-17-4
　　　　TEL 03-6908-9005　FAX 03-6908-9010

印刷・製本／昴印刷株式会社

ISBN978-4-910759-31-9
無断転載・転載を禁ず。